历代疫病

中医防治试效法

朱向东　张常喜　张　伟　主编

中国中医药出版社
·北京·

图书在版编目（CIP）数据

历代疫病中医防治试效法 / 朱向东，张常喜，张伟主编 . —
北京：中国中医药出版社，2024.3
ISBN 978 – 7 – 5132 – 7027 – 4

Ⅰ.①历⋯　Ⅱ.①朱⋯②张⋯③张⋯　Ⅲ.①瘟疫—防治—
医学史—中国　Ⅳ.① R254.3–092

中国版本图书馆 CIP 数据核字（2021）第 126445 号

中国中医药出版社出版

北京经济技术开发区科创十三街 31 号院二区 8 号楼
邮政编码　100176
传真　010–64405721
三河市同力彩印有限公司印刷
各地新华书店经销

开本 880×1230　1/32　印张 4.75　字数 91 千字
2024 年 3 月第 1 版　2024 年 3 月第 1 次印刷
书号　ISBN 978 – 7 – 5132 – 7027 – 4

定价　39.00 元
网址　www.cptcm.com

服 务 热 线　010–64405510
购 书 热 线　010–89535836
维 权 打 假　010–64405753

微信服务号　**zgzyycbs**
微商城网址　**https：//kdt.im/LIdUGr**
官方微博　**http：//e.weibo.com/cptcm**
天猫旗舰店网址　**https：//zgzyycbs.tmall.com**

如有印装质量问题请与本社出版部联系（010–64405510）

《历代疫病中医防治试效法》
编委会

目　录

第一章 概述

第一节 "瘟疫"释义及源流考究

中国是文明发展较早的国家之一，我们的祖先很早就有与疾病斗争的经验，从出土文物和古代文献看，早在新石器晚期，我们的先民就已经对各种疾病有了初步的认识，并开始探求其病因，总结其诊断和治疗的方法。

瘟疫相关疾病名称最早记录于商代。殷墟出土的甲骨文即有"疥、疟、痛、风"等传染病名称，并有许多关于疾病症状的记载和治疗疾病的卜辞。

"疫"从周代开始被正式作为疫病之义。《诗经》《尚书》《周易》《周礼》《礼记》等文献记录了如疫、疡、疽、风、疥等传染性疾病的名称。《诗·小雅·节南山》云："天方荐瘥，丧乱弘多。民言无嘉，惨莫惩嗟。"郑玄笺注为："天气方今，又重以疫病，长幼相乱而死丧甚多也。天下之民皆以灾害相吊，无一嘉庆之言，曾无以恩德止之者，嗟乎奈何。"

春秋战国时，随着人们对疾病认识程度的提高，尤其是对流行性传染病所特具的时令性认识的深化，认为违背自然规律的行为会导致传染病的流行和暴发。

秦汉时，湿气疫、温疫或疫疠之名被广泛使用，并对其症状及规律进行了比较详细的描述，《素问·本病论》曰："民病温疫早发，咽嗌乃干，四肢满，肢节皆痛。"在《素问·刺法论》中："帝曰：余闻五疫之至，皆相染易，无问大小，病状相似。"提出了"五疫"的概念。其中病死率高，危害大的疾病被称为"厉"或"疠"。《韵会》曰："疠，通作厉。"《素问·六元正纪大论》云："厉大至，民善暴死。"并且在《素问·本病论》中将五疫又明确分为"木疫""火疫""水疫""土疫""金疫"。这也是瘟疫最早的分类方法。

汉代非常重视瘟疫发病与节气的关系。《礼记·月令》记载，孟春之月"行秋令则其民大疫"；季春"行夏令则民多疾疫"；仲夏行秋令则"民殃于疫"；孟秋行夏令则"民多疟疾"；仲冬行春令则"民多疥疠"。

汉朝设立了防治瘟疫的专门机构。如《周礼》一书反映主管人事的"天官"中有"医师掌医之政令"，其下设"疾医"一职，"掌养万民之疾病，四时皆有疠疾：春时有痟首疾，夏时有痒疥疾，秋时有疟寒疾，冬时有嗽上气疾"，说明当时对疾病发生的季节性已有所认识。而负责各种占卜、巫术的人员，则统一由掌管祭祀活动的"春官"管理，其祭祀与占卜的内容之一是"驱疫"。当时还不可能正确认识传染病，古人认为是由于疠鬼作祟，则在"夏官"所属的"方相氏"率领下，"蒙熊皮，黄金四目，玄衣朱裳，执戈扬盾，帅百隶而时难，以索室驱疫"，即披戴假面，入室驱除疫疠。

东汉许慎《说文解字》云："疫，民皆疾也。"可见，我国人民很早就对疫病的传染及暴发有了一定的认识。东汉末年，频频发生大规模的瘟疫。张角利用疫病的流行，建立太平道，用"咒符水以疗病，令病者跪拜首过"。张仲景在《伤寒论·序》中说："余宗族素多，向余二百，建安纪年以来，犹未十稔，其死亡者三分有二，伤寒十居其七。"从这段描述中可以看出伤寒其病实为瘟疫之一种，而广义的伤寒更是包罗中风、伤寒、湿温、热病、温病诸疾。

晋·葛洪即沿用此意，在《肘后备急方·治伤寒时气温病方》言："伤寒、时气、温疫，三名同一种耳，而源本小异……贵胜雅言总名伤寒，世俗因号为时行。"

隋·巢元方在《诸病源候论》中指出温病是传染性和流行性更强烈的疫病："此病皆因岁时不和，温凉失节，人感乖戾之气而生病。则病气转相染易，乃至灭门，延及外人。"此外还有时气、热病、疫疠等名称。

唐代之前"温"与"瘟"字不分，致使后世在相当长的时间内将温病统领瘟疫。唐代孙思邈所著《备急千金要方》与《千金翼方》收载"辟疫气""辟温气""辟瘟疫气"方剂40余首，其中犀角地黄汤为后世治疗疫病所常用。《外台秘要》为唐代王焘所著，书中记载了天行病、温病、疟病、霍乱的诊治方法，收载了防治疫病相关方剂数十首。从先秦至唐代这一时期并没有形成完善的疫病学体系，仍处于积累阶段。

两宋时期疫病多发，《宋史》云：民之灾患，大者有四，一曰疫，二曰旱，三曰水，四曰畜灾，岁必有其一，但或轻或重耳。此时期，医家对疫病的种类认识也开始多元化，对痘疹、瘴疟、痢疾、霍乱、麻风、虫证等传染病的防治也有非常多的记载。时至宋代，"卫生"的含义逐渐扩大，包括了个人养生防疾，或以医药疗法治病以保存生命等意。诸如不饮生水、不食生食、驱杀蚊虫等，这些习惯在两宋时期已经相当普遍，这就大大减低了个人染病的机会。

宋金元时期，香药被广泛应用，医家们认识到"香能散疫气"，由此我们可以看到宋人悬菖挂艾，佩带香囊已非仅仅避邪，其中已蕴含了不治已病治未病的防疫思想，如《圣济总录》记载了10首"辟瘟疫令不相传染"方剂，有涂者，有烧者，有服者，也有佩戴者。元代危亦林《世医得效方》以苏合香丸和雄黄防疫，同时还记载有预防天行疹痘的方剂，反映了人们在探索对天花的预防方法。《太平惠民和剂局方》中的紫雪丹、至宝丹等名方，一直影响到今天，成为治瘟疫邪毒的名方。

《伤寒总病论》为宋代庞安时所著，书中较详细地论述了时行寒疫、斑痘疮和天行温病等有关温病与疫病的内容。关于疫病的治法，刘河间在《伤寒标本心法类萃》中说："凡伤寒，疫疠之病，何以别之，盖脉不浮者传染也，设若以热药解表，不惟不解，其病反甚而危殆矣。其治之法，自汗宜以苍术白虎汤，无汗宜滑石凉服散，散热而愈。其不解者，通其表里，微甚随证治之，而与伤寒之法皆无异也。双解散、益元散皆为神方。"《东垣试效方》的普济消毒饮沿用至今，仍然是治疗大头瘟与痄腮的代表方剂。

宋、金、元时期中医学对温病与疫病的认识已较唐代以前有了长足的发展，特别是刘完素大倡寒凉清热治疗热病的学术观点的推广，为温病学派的形成奠定了基础。但是，这一时期毕竟尚无疫病学与温病学专著出现，其理论体系也未能形成，因此，在疫病学与温病学发展史上称为成长阶段。

疫病的认识在明清时期得到快速发展，瘟疫取代温疫成为急性传染性疾病的规范名称。明·吴有性《温疫论补遗·正名》中曰："发热而渴，不恶寒者为温病，后人省'冫'加'疒'为瘟，即温也，如病证之证，嗣后省'言'加'疒'为症……要之，古无瘟、痢、症三字，皆后人之自为变易耳，不可因易其文，以温瘟为两病……"由此可见，"瘟"在一段历史时期与"温"是混用的，温疫即指瘟疫。随后疫病广泛流行，为了与温病区分，渐而"瘟"与"疫"同，用"瘟疫"作总称，指代所有疫病。"邪之所着，有天受，有传染。"清楚地阐明了疫疠之气可通过口鼻和密切接触等途径，将疫邪传染给他人。

叶天士在《温热论》开卷即云："温邪上受，首先犯肺，逆传心包。"此即指出温热邪气感受途径、首犯部位和逆传问题。认同邪从口鼻而入的观点，提出了"伤寒之邪留恋在表，然后化热入里，温病则热变最速"。"辨卫气营血虽与伤寒同，若论治法则与伤寒大异也"。

薛生白（《湿热条辨》）尤对湿热温病进行深入研究。专论湿热病证的病机与辨证提纲，他分析湿热病证"乃太阴、阳明同病"。提出"太阴内伤，湿饮停聚，客邪再至，内外相引"而致病。明确了湿热的病变中心在脾胃。

吴鞠通（《温病条辨》）认为邪犯部位为"鼻气通于肺，口气通于胃"。其邪传次序是"肺病逆传，则为心包。上焦病不治，则传中焦，脾与胃也。中焦病不治，则传下焦，肝与肾也。始上焦，终下焦"。

王孟英的《温热经纬》是集温病学大成之作，对许多概念进行辨析。首先，王孟英明确了暑邪的概念，指出"暑与热分为阴暑、阳暑，且暑必夹湿"存在问题。其次，王孟英还阐发了温病新感和伏邪的传变规律，指出新感是由表入里、由气及血、由卫到营的过程，而伏气温病是自里出表，从血分而达气分，两者相反。

清末民国以来，西学东渐，中医受到严峻挑战，几次面临危机，中医治疗传染性疾病颇受争议。从 1917 年鼠疫、1919 年霍乱到 1955 年石家庄流行性乙型脑炎，大批中医如蒲辅周、孔柏华、杨浩如运用中医药治疗疫病取得满意疗效，虽然西医辨病为同种疾病，但未能被其迷惑，仍坚持中医思维指导治疗。在抗日战争中，中医被纳入战时防疫体系。当前新型传染病多发，中医亦有不俗的表现。

第二节　疫病发生的认知

对于疫病的发病原因，历代认知变化较大，从鬼神、战乱、气候节气、感邪、正气亏虚等方面皆有见识。

1.鬼神说　远古，人们对于疫病可以导致人类大量死亡的现象无法解释，曾一度认为是鬼神作祟。中国古代文献中也常出现"疫鬼""厉鬼""病鬼""疾病之鬼"等词。《释名》说："疫，役也，言有鬼行役也。"《楚辞》中说："伯强，大病疫鬼也，所至伤人。""伯强"就是疫鬼名。《汉官旧仪·补遗》中记载了一篇传说："颛顼氏有三子，生而亡，去为疫鬼，一居江水，是为疟鬼，一居若水，是为魍魉，一居人宫室枢隅沤瘐，善惊人小儿。"这些对疫鬼的记载在古代文献中十分广泛，成为普遍被民众所接受的解释疫病的观点。而疫鬼致病的观念对我国古代的社会民间习俗、佛道等宗教的发展和疫病防治的影响都十分的深刻。

2. 战乱 古代中国以农立国，自给自足的田园生活本不利于疫病大规模流行，但此起彼伏的农民起义、王朝战争及由战乱派生出的流民乞丐等都为疫病滋生蔓延提供了便利传播条件，因此，每次大规模战乱后多会发生疫病流行。部队人口相对集中，长期行军打仗使军队卫生条件得不到保障，加上士兵恐惧死伤，身心倍受煎熬，体质明显下降，容易诱发疫病流行。西汉吕后主政时，曾对南越用兵，北方人组成的汉军不适南方气候、环境，战争还没开始，军中即发疫，军队无功而返。汉武帝初，南下征伐闽越的军队在行至密林深处，不仅遇到蝮蛇猛兽，且遭疫病打击，士兵患"呕泻霍乱之病（者）相属"，由于"疾疠多作"，故"兵未血刃，而病死者十之二三"。赤壁之战中，曹军遭遇疫病突袭，战斗力锐减，最终败退中原，失去统一华夏的机会。同样，诸葛亮在南下"不毛之地"时，也遇到了疫患。蜀军染疫者甚多，"夜夜只闻水边鬼哭神号。自黄昏直至天晓，哭声不绝，阴鬼无数"。548 年的"侯景之乱"也引发了疫病流行，建康城内，"转相感染，死亡不计其数"。宋代攻安南的 10 万大军因暴露于瘴毒之中，"死者十而五六"。明末，农民起义促使疫病加快扩散。《怀来府志》记载："崇祯十七年（1644 年）三月十五日，闯贼入怀来，十六日移营东去，是年凡贼多经地方，皆大疫，不经者不疫。"

3. 饮食卫生 《韩非子·五蠹》中曾记载："民食果蓏蚌蛤，腥臊恶臭而伤害腹胃，民多疾病。"

4. 气候节气与时气 晋朝王叔和认为瘟疫是由于时行之气所致，在他所著《伤寒论·伤寒例》中提及"时行者，春时应暖而反大寒，夏时应热而反大凉，秋时应凉而反大热，冬时应寒而反大温，此非其时而有其气，是以一岁之中，长幼之病多相似者，此则时行之气也。"并点明了"时行之气"所致疾病有使"长幼之病，多相似者"的传染性与流行性。此外，《经验良方全集》记载："瘟疫者，其病与时气寒热等症相类，乃天气不正之气，感而受之。"也提出了时行之气，因此在当时，对于时行之气所致之瘟疫皆称为时行之疫。

宋代庞安时提出了"时行寒疫论"与"天行温病论"的观点。在《伤寒总病论·天行温病论》中写道："辛苦之人，春夏多温热者，皆由冬时触冒寒毒所致。自春及夏至前为温病者，《素问》、仲景所谓伤寒也。有冬时伤非节之暖，名曰冬温之毒，与伤寒大异，即时发病温者，乃天行之病耳。"这句话说明外感温病有两种不同情况，一种是在冬季感受寒邪，邪气潜伏于体内，待春季至夏至前阳气升发之时，复感邪气而引发的温病，即《素问》《伤寒论》所说的广义伤寒之中所包含的温病，这是一般的温病。还有一种是因为冬季气候反常，应寒反热，感受非时之气，即冬温之毒而引发的温病，即为"天行温病"。天行温病具有一定传染性、流行性。在此可认为天行温病就是瘟疫，也就是疫病。

5. 正气亏虚 明代张景岳认为，瘟疫乃天地之邪气，若人身正气内固，则邪不可干。提出："避之之法，惟在节欲节劳。或于房室劳倦之后，尤不可近，仍勿忍饥以受其气，皆要法也。"正是说明正气在疫病防治中的重要性。

随着西方医学的传入，出现"急性传染病"的名称，至清代，已有文献明确将"瘟""瘟疫"等同于急性传染性疾病，如清末民国初年著作《温病正宗》第三节云："瘟疫者，急性传染病也。"

第三节 疫病的分类

根据古人及现代医学总结，疫病大致形成了时气、伤寒、温病、霍乱、疟病五类体系。

1. 时气 宋代官修方书《太平圣惠方》曰："夫时气病者，是春时应暖而反寒，夏时应热而反冷，秋时应凉而反热，冬时应寒而反温，非其时而有其气。是以一岁之中，病无少长皆相似者，此则时行之气也。"吴又可在《温疫论》中提出："时疫之邪，自口鼻而入。"其认识到时气是实际存在的致病物质，这接近现代传染病学关于病原体入侵门户的论述。

2. 霍乱 霍乱是十分古老的疾病，早在前5世纪梵语中已见到关于霍乱的描述，是一种烈性传染性疾病，历史上曾有过7次世界性大流行，造成数以百万计人群死亡。《伤寒论注释》："问曰：病有霍乱者何？答曰：呕吐而利，名曰霍乱。三焦者水谷之道路，邪在上焦则吐而不利，邪在下焦则利而不吐，邪在中焦则既吐且利。以饮食不节、寒热不调，清浊相干、阴阳乖隔，遂成霍乱。轻者止曰吐利，重者挥霍扰乱，名曰霍乱。"刘完素《素问病机气宜保命集·卷上》曰："故仲景曰，呕吐而利，名为霍乱。故有干霍乱，有湿霍乱。得其吐利，邪气得出，名湿霍乱也，十存八九。若不得吐利，挥霍扰乱，邪无出，名曰干霍乱，十无一生者。"

3. 疟病 疟病在古代文献中早有记载，《素问·疟论》曰："疟之始发也，先起于毫毛，伸欠乃作，寒栗鼓颌，腰脊俱痛，寒去则内外皆热。头痛如破，渴欲冷饮。"《古今医案》曰："夫疟有一日一发，有二日一发，有三日一发……或先寒后热，或先热后寒，或单寒不热，或单热不寒，或寒少热多，或热多寒少。"现代疟疾与疟病不尽相同，是因感受疟邪，邪正交争引起的以寒甚热微，或但寒不热，呕吐腹泻，神昏谵语，苔白腻，脉弦为主要特征的传染病。现代医学中疟疾是联合国千年发展目标中重点防治的三大传染病之一，对全球经济及群众健康影响甚大。屠呦呦从葛洪《肘后备急方》"青蒿一握，以水二升渍，绞取汁，尽服之"中得到启发，用乙醚低温萃取，提取出青蒿素用以治疗疟疾。

4. 伤寒　张仲景所著《伤寒杂病论》原序中述："余宗族素多，向余二百，建安纪年以来，犹未十稔，其死亡者，三分有二，伤寒十居其七。"但当时对疫病的认识不充分，所以将疫病归类为伤寒。随着研究进展，大多医家认为伤寒是春夏之际，阳气由里而外达，若人体在此期间感受寒邪，阳气生发之势暴折，即发伤寒，由阴寒内盛、风寒外束引发，以发热恶寒、头身疼痛等为主症。

5. 温病　明代著名温病医家吴又可著有我国医学史上第一部温疫学专著《温疫论》，提出疠气说，创立了新的病因理论。他在《温疫论》的自序里，开首即言："夫温疫之为病，非风非寒，非暑非湿，乃天地间别有一种异气所感。"在病因学上，《素问·六元正纪大论》指出："初之气，地气迁，气乃大温，草乃早荣，民乃厉，温病乃作。"认为温疫的产生与自然界气候的反常变化直接相关。温疫传播的病源是"毒气""尸鬼"，为外界一种传染性极其强烈的病邪，其感染途径是从"天牝"而来。"牝"指鼻，因呼吸天气，故谓"天牝"。在先秦时期就已知温疫之邪的感染途径是从口鼻而入，确属难能可贵。

第四节　疫病的防治

中国古代对疫病的记载和研究成为中国历史文献的重要内容之

一。据邓拓先生在《中国救荒史》一书中统计，我国在两周时期，仅有 1 次疫病流行的记载，秦汉时期 13 次，三国两晋时期 17 次，南北朝时期 17 次，隋唐五代时期 17 次，两宋金元时期 32 次，明朝 64 次，清朝 74 次，民国时期 6 次。以上仅为见于正史的记载，局部性的疫情多不见史载。瘟疫可以说是与人类的历史并存的社会现象，不受种族、地域、国家、时代的限制，每次瘟疫流行都会给人类带来深重灾难和巨大损失。

关于疫病的防治，《黄帝内经》中已明确提出："不治已病，治未病。"应重视未病先防，提出了许多预防瘟疫的有效措施，如避瘟、净秽、普济等。

一、避瘟

避瘟可分有疫时避瘟和日常避瘟两种。

1. 疫时避瘟　在《睡虎地秦墓竹简·法律答问》中记载，秦代已设有疠人坊，专收麻风病人，进行隔离。《汉书·平帝纪》记载汉代有"民疾疫者，舍空邸第，为置医药"的隔离疫疠措施。南北朝范晔的《后汉书》记载：汉桓帝延熹五年（162 年），陇右军中大疫，死者十三四，当时就设有"庵卢"（野外传染病院），对疫病患者实行隔离。《晋书·王彪之传》云："永和末（356 年）多疾疫。旧制，朝臣家有时疫染易三人以上者，身虽无疾，百日不得入宫。"说明晋代对传染性疾病的隔离要求更加严厉，只要接触患者，均需采取隔离措施。明代萧大享《夷俗记》说："凡患痘疮，无论父母兄弟妻子，俱一切避匿不相见。"清代熊立品在《治疫全书》中提出瘟疫流行时节的"四不要"原则："瘟疫盛行，递相传染之际……毋近病人床榻，染其秽污；毋凭死者尸棺，触其臭恶；毋食病家时菜；毋拾死人衣物。"通过隔离病人，可以防止传染病的扩散。由此可见，历代都有对烈性传染病采取隔离措施，首选隔离的方法要比服药更为有效。

2. 日常避瘟　首先要正气强盛，《黄帝内经》云："正气存内，邪不可干，避其毒气。"古人重视内求，认为正为本，邪为标。预防瘟疫，防病于未然的关键即正气充足。其次是讲究卫生，从秦朝就非常注意环境的卫生，甚至有刑罚规定"弃灰于道者"要被处以罚款或鞭刑。

汉·张仲景《金匮要略》中说："六畜自死，皆疫死，不可食之。"强调了食材要新鲜、干净。

唐·孙思邈在《备急千金要方》中指出："常习不唾地。"提倡人们不随地吐痰。宋·庄绰在《鸡肋篇》中说："纵细民在道路，亦必饮煎水。"明·李时珍在《本草纲目》中说："凡井水有远从地脉来者为上，有从近处江湖渗来者次之，其城市近沟渠污水杂入者成碱，用须煎滚，停一时，候碱澄乃用之。"强调了用水要卫生，应当沸腾之后再饮用。清·尤乘在《寿世青编》中说："人卧室宇，当令洁净……即一身亦尔，当常令沐浴洁净。"提到个人要经常洗澡。最后注重驱害虫、驱蚊防蝇。后汉已使用蚊帐，南宋已使用防蝇食罩。宋代还用艾蒿等药物驱赶蚊虫以预防瘟疫。如北宋刘延世《孙公谈圃》说："泰州西溪多蚊，使者行按左右，以艾熏之。"这也是非常有效的防疫手段。到了清代，防蚊方法已很成熟，如《松峰说疫》逐蝇祛疫法：忆昔年，入夏瘟疫大行，有红头青蝇千百为群，凡入人家，必有患瘟疫而亡者。后传一法，用铁盆不拘大小，纳白矾四两，用滚水倾入盆内，令满，将矾化开，次以口含火酒，连喷三口于盆内，又取桃核一枚，割两头，令通去仁，用纸包枪药少许，塞桃核空壳内，用红线绳一根，穿入核内，将红线为弦，取桃枝缚作一弓，安于铁盆中。凡水内，弓背在下，弓弦向上。再用桃木作箭三枝，插于盆外，青蝇自当远避，举家即免瘟病。其盆随便安于宅之僻处，经岁莫动，相传极效。

二、净秽

在古代，古人日常更有熏衣的习惯，东晋·葛洪《肘后备急方》中有六味熏衣香方；唐·孙思邈的《千金翼方》《千金月令》中都记载了熏衣、香体的香方。熏过的衣服具有防虫、净身清净空气的效用。另外，古人很重视艾灸防疫，如孙思邈提出："凡人吴蜀地游宦，体上常须两三处灸之，勿令疮暂瘥，则瘴疠、温疟毒气不能著人也。"这是用灸法来预防瘟疫感染。在疾病暴发的区域，会使用醋或者石灰进行处理，说明中医在古代就已经有消毒的意识了。在敦煌石窟中保存着一幅《殷人熏火防疫图》，描述了殷商时代以火燎、烟熏方法来杀虫、防疫的情景。据秦代出土的竹简记载，凡来秦国的宾客，入城时，其乘车和马具要经过火燎烟熏以消毒防疫。

明·李时珍《本草纲目·服器部》记载：天行疫瘟，取初病患衣服，于甑上蒸过，则一家不染。清·罗世瑶在《行军方便便方》言："将初病疫气人贴肉布衫，于蒸笼内蒸一炷香，久则全军不染。"

三、普济

普济是指内服药物抗外邪，中医预防瘟疫久经考验的方药很多，采用多种方法来调理阴阳，虚者补之，实者泻之，寒者温之，热者清之，郁者散之，以平为期。具体可参考《历代疫病中医防治试效方》一书。

综上所述，古代疫病防治虽不成体系，但历朝历代避瘟、净秽、普济方法众多，在当时有着不可或缺的作用，部分方法在今日仍然有效，参考意义重大。

参考文献

[1] 清·姚俊.经验良方全集 [M].北京：人民军医出版社，2009：21.

[2] 余真.试析"时疫之邪，自口鼻而入" [J].中国中医基础医学杂志，2000（2）：9-10.

[3] 刘宁，李文刚.论温疫学说的历史沿革与发展 [J].北京中医，2005（6）：370-372.

[4] 肖照岑，常淑枫."非典"与温疫 [J].天津中医药，2003（3）：46-49.

第二章　避瘟

第一节　疫时避瘟

一、尸体的处理

中国古代对瘟疫的前期预防及后期处理都有相应措施。古人认为尸体是疫疠毒邪最主要的载体，若尸体未经妥善安置的话将进一步扩散传染，危害家人和环境，因此处理尸体是切断瘟疫流行的一个重要渠道。

据《周礼》所载，从先秦时期开始，就有处理无主尸体的做法。此后，凡遇大疫，官府都会掩埋死者尸体。西汉时期，平帝诏，按每家死于瘟疫的人数赐予不等的安葬费。《南史·梁武帝纪》记载："南朝梁武帝时，郢城大疫，全城十余万口，死者十七八。"朝廷遂命予死者赐棺器盛殓，以防止疾疫传染。

唐代，对瘟疫时期尸体掩埋工作已经十分重视，唐太宗曾派使者沿城巡行，发现尸骸迅速掩埋。唐玄宗曾在大疫时期下令，家人一定要掩埋死者尸体，无人管者，由地方官负责安置。唐文宗时规定，患瘟疫家庭留下来的遗孤，如不满十二岁，要由亲属负责养育，官府提供两个月的口粮救济，孤儿名单要上报官府。这些措施和做法，不但是施行人道，保护生命，还起到了安定民心和社会的作用。

北宋末年，各地普遍设立漏泽园制度，以掩埋因贫困无以安葬的无主尸体，从而减少了由尸体繁殖病毒导致疫病传播的机会。据《宋史·五行志》记载，宋朝每于灾害过后招募志愿者，如僧人等帮助掩埋尸体，以发放度牒为奖励。南宋嘉定元年，每当江淮一带发生大疫，政府就招募志愿者，掩埋尸体达 200 人者，给予一定的奖励。

二、阻断动物媒介

动物传播一般认为由动物作为一种媒介，进行某种物质的传递，其中包括动物传播的疾病。如曾流行于世界的鼠疫，有科研工作者发现鼠疫是啮齿动物原始疾病的一种，以染病的跳蚤为媒介进行传播，传播方式为啮齿动物—蚤—人，但其起源缺乏明确记载，伍连德（1936）认为起源于太古时代的中亚细亚。在我国，早期的中医经典中也有类似鼠疫病状的记载，据相关考证，前 5 世纪至 3 世纪有鼠疫流行，《黄帝内经》中记述了恶核病病状，《诸病源候论》及《备急千金要方》中均提到“恶核”一症，即为针对现今鼠疫的描述，但我国鼠疫有确切记载的最早年代是 1644 年，文献记载山西省曾有鼠疫流行，“患者之项或臂上，出硬块如凝血”及“突然吐血而死”。

通过对中国地方志的梳理发现，1961 年前，中国共有 6 次霍乱大流行，仅清代就有 4 次大规模暴发。现今认识到除了被污染的水源、食物等，苍蝇等动物也是主要的传播载体，且霍乱死亡率极高，世界卫生组织将霍乱定为必须国际检疫的传染病之一，我国《传染病防治法》中也将鼠疫和霍乱并列为应实施强制管理的甲类传染病。

从古至今，有许多疫病都可通过动物传播，如常见狂犬病、江汉病毒、禽流感、登革热等，各种动物尤其是野生动物作为病毒的中间宿主，如鸽子、蚊蝇、松鼠、蝙蝠、猴、穿山甲等，叮咬人类或被人类烹食，都可能将所带病毒传给人类，所以在日常生活中不仅要避免蚊虫叮咬，在食用肉类时要高温煮熟，更不能食用野生动物以减少病毒感染风险，达到避瘟效果。

三、隔离

隔离法，自古以来就是防控传染病最切实有效的措施。

古代医家很早就认识到一些瘟疫病的传染性，并发现隔离具有传染性的病人是必要的预防措施。西周时期的《周易·离卦》有云："九四爻辞曰：突如其来如，焚如，死如，弃如。"意思是说，伴随着突发事件而来的，将会是焚烧的样子，死去的样子，离开的样子。在《论语·卷三·雍也》中也描绘了一个场景：伯牛有疾，子问之，自牖执其手，曰："亡之，命矣夫，斯人也而有斯疾也！斯人也而有斯疾也！"意思是孔子去探望生病的徒弟伯牛。孔子没有进屋，而是从窗户外面握着他的手说："丧失了这个人，这是命里注定的吧！这样的人竟会得这样的病啊，这样的人竟会得这样的病啊！"孔子为什么不进屋？不是因为他嫌弃徒弟，而是要与得了疫病之人隔离。

但即便如此，孔子还是忍不住从窗口握着伯牛的手安慰他。

《黄帝内经》提出对瘟疫要注意"避其毒气"，与现代预防医学的隔离思想契合。据《睡虎地秦墓竹简》记载，早在秦代，如果发现修筑长城和为宗庙砍柴的劳役患上了麻风病，就要送往"疠迁所"实行强制隔离，以便控制麻风病的传染。因此，秦代的"疠迁所"可以说是世界上最早的传染病隔离场所。不过，"疠迁所"并非治病救人的医院，而是恐怖的杀人场所。病人送进"疠迁所"之后，要么被投入水中淹死，要么被活埋，可见秦代官府对待传染病患者十分残苛。

汉代传染病患者的待遇要比秦代好得多。《汉书·平帝纪第十二》记载，西汉元始二年（2年）遭受旱灾和蝗灾，"民疾疫者，舍空邸第，为置医药"。为患者提供专门的治疗场所和医药，相当于现在的隔离医院。《后汉书·皇甫规传》也记载，东汉延熹五年（162年），中郎将皇甫规率军西征姜人，军中疫病流行，死者十之三四，皇甫规下令将感染的官兵统一安置到"庵庐"中进行隔离治疗。显然，用隔离治疗的方式控制疫情，在汉代已初步形成一种共识。武则天时期，改称为"悲田养病坊"，由政府出面管理。

两晋南北朝时期，对传染病患者实行隔离成为常态。晋《蜀记》中记载，张道陵因患疟疾而到神社中"避病疟"，曰："张陵避病疟于丘社中，得咒鬼之术书，为是遂解使鬼法。"《晋书·王彪之传》记载，东晋永和（345~356年）末年，疾疫流行，当时有这样一条规定："朝臣家有时疾染易三人以上者，身虽无疾，百日不得入宫。"规定了隔离的人员和时限。即使官员本人未病，百日之内也不得入宫，认识到其可能是病毒携带者或处于潜伏期。这一措施相当于如今传染病防控中对密切接触者进行居家隔离。

《肘后备急方》也提到将麻风病患者送入深山进行隔离的方法，曰："余又闻上党有赵瞿者，病癞历年，众治之不愈，垂死。或云不如及活流弃之，后子孙转相注易，其家乃赍粮，将之送至山穴。"当时社会认为瘟疫多是鬼神所致，因此便有"避疾"的方法，使患者远离人群，隔绝传染源。

隋唐时期，随着社会经济的快速发展，医疗水平得到了较大提升。当时，除了官方的医疗机构之外，佛教寺庙也开设众多病坊，收养贫病的平民。其中专门用来隔离和治疗麻风等传染病患者的病坊，被称为"疠人坊"。《续高僧传》卷20《僧人智严》记载，唐太宗贞观十七年（643年），僧人智严住进了石头城（今江苏南京市西清凉山）的"疠人坊"，每日除了向麻风病人传教说法外，还替他们治病，甚至为他们吸吮脓包，无所不为。智严和尚在疠人坊中生活了十多年，直至唐高宗永徽五年（654年）去世。唐代的卢照邻染上了传染病后选择隐居深山，与世隔绝，老年时追忆往事，写出了"得成比目何辞死，愿作鸳鸯不羡仙"的诗句，最终年仅四十岁。

《中国古代疫病流行年表》一书列举了大量隔离的例子。如五代十国的后唐时期，湖北随州与河南邓州闹瘟疫，许多人重度感染，为了避免再传染父母和儿女，他们躲进房间，房门紧闭，只在窗户上开一个洞，让亲属传递饭菜和便桶。亲属传饭送菜之时，也不敢跟患者接触，用一根长竹竿挑起饭篮和水壶，站得远远的，隔窗递进去。

两宋时期，病坊改称"安济坊"，由官府管理并提供经费，逐渐形成了常态化的疾疫防控机制，避疫思想达到相对完善的程度。《宋史·食货志》记载，北宋崇宁（1102~1106 年）初年，蔡京主持朝政，建立了一套完善的赈恤体系，在全国各州县普遍设置了居养院、安济坊和漏泽园。其中安济坊配备专门的医护人员，病人在安济坊可获得免费的救治和伙食。对于传染病患者，单独安排居室，实行隔离治疗。此外，道教也曾用"隔断"法术禁断瘟疫传染。该法术引导信众有意识地规避传染源，提升信众的自我保护意识。《道法会元》记载宋元时期的"隔瘟法"："凡邻家有时灾，恐不知忌乭息传染者，须当择一日，奏申行移如意，书篆符命镇断……望病人家向浇画地界，用画河开五路九宫断法禁之，牒檄官将守卫，再以和瘟符烧于灶中及池井水缸等处。"向病人家室"浇画地界"，用"断法禁之"，禁止未患病者进入病人家的地界，从而隔离传染源，故"隔断"法术可认为是隔离法的形式之一。

元明清三代各种疾疫频发，仅鼠疫和霍乱这两种传染病，就导致了数以千万计的人丧生，明·萧大亨《夷俗记》载，在内蒙古一带的少数民族有"凡患痘疮，无论父母、兄弟、妻子，俱一切避匿不相见"的习惯。

清·陈耕道在《疫痧草》中也指出："家有疫痧人，吸收病人之毒而发者为传染，兄发痧而预使弟服药，盍若弟发痧而使兄他居之为妙乎！"认为在疫病流行时，隔离的方法要比服药更为有效。据清·吴振棫所著《养吉斋丛录》可知，顺治帝因染上传染病而死，所以康熙帝下过严令："凡民间出痘者，移之四十里外，防传染也。"官府强行将那些正在得天花的人隔离在北京城外四十里远的地方，以免传染。清·陈耕道在《疫痧草》中列出了"五宜六不宜"：凡入疫家视病，宜饱不宜饥，宜暂不宜久，宜日午不宜早晚，宜远坐不宜近对。即诊脉看喉，亦不宜与病者正对，宜存气少言，夜勿宿病家。

第二节　日常避瘟

一、讲究卫生

1.**环境卫生**　最初，人们将疾疫的发生认为是阴阳失序，四季不时或者瘟神作怪。后来人们逐渐认识到疾疫发生与环境及公共卫生有紧密关系，通过环境卫生的改善以减少瘟疫的传播，很早就受到了人们重视。需要说明的是隔离是指隔离传染源，而非仅仅隔离某一个人，或者说隔离人的目的也是为了隔离传染源。《论衡》说："鼠涉一筐，饭捐不食。"告诫人们不能吃老鼠碰过的东西。《金匮要略》则指出，绝不能吃被虫子、蚂蚁咬过的掉在地上的果实。《淮南子》认为被打死的病犬不可以投入水中，否则会污染水源。

秦律曾规定不可随便丢弃垃圾，战国时期《韩非子·内储说上》就有记载："殷之法，刑弃灰于街者"；"殷之法，弃灰于公道者，断其手"。即用严刑禁止向街道等公共区域倾倒垃圾,重刑惩治破坏公共环境的行为。不仅如此,古代普遍重视公共环境卫生建设。春秋战国时期,就有了公共厕所。《墨子·旗帜》就曾记述当时的公共厕所:在道外设屏,以30步为周长,一般要垣高12尺以上。而公共厕所发展到了汉代,已需专人管理,称为"都厕"。

南宋真德秀在泉州任职期间,泉州城内水沟湮阏岁久,"淤泥恶水,停蓄弗流,春秋之交,蒸为疠疫",便主持清理沟渠工程,改善市民居住环境,消除疫病发生。当时城市内设有下水通道,管道多为陶制,逐节相连,可以排泄污水。这种装置已经接近现代的下水道系统,在当时是极为先进的。

水源卫生是人体健康的重要保障,也是瘟疫时期整治的重要对象。秦汉时期有关于建立人工湖和饮水池的记载,这时人们认识到患病的动物和牲畜可以传染疾病,切不可让其污染水源。

唐·孙思邈《备急千金要方》中记载:"岁旦屠苏酒方:大黄、桔梗、蜀椒各十五株,白术、桂心各十八株,乌头六株,菝葜十二株。上七味咀,绛袋盛,以十二月晦日日中悬沉井中,令至泥,正月朔日平晓出药,置酒中煎数沸……饮药酒得三朝,还滓置井中……当家内外有井,皆悉着药,辟温气也。"用于井水消毒,可预防瘟疫。此外,《肘后备急方》记载的辟瘟疫的单行方:"又各二七枚投井中,又以附子二枚,小豆七枚,令女子投井中。"以及《备急千金要方》记载的断瘟疫方:"正旦吞麻子、赤小豆各二七枚,又以二七枚投井中。"均提及对井水投以赤小豆等,可起到杀虫消毒的作用。可见水源消毒法，尤其对经水传播传染病的预防效果较佳。明代李时珍《本草纲目》更进一步提出："其城市近沟渠污水杂入（井）者成碱，用须煎滚，停一时，碱澄乃用之。"强调用水，应当沸腾之后再饮用。

宋·温革在《琐碎录》中曾提出："沟渠通浚，屋宇洁净无秽气，不生瘟疫病。"就是告诉大家，住宅周围不能有污水，房间内也要干净整洁。清·王士雄说："疫病时行……住房不论大小，必要开窗通气，扫除洁净。"强调了在疫病时需开窗通风透气。

2. 个人卫生　在预防及阻断瘟疫传播的过程中，良好的个人卫生习惯不容忽视，包括沐浴习俗和饮食习惯等。从甲骨文和出土文物中发现，前21世纪～前11世纪，人类就已经养成了洗脸、洗手、洗脚等个人卫生习惯，这些良好的日常生活习惯极大地避免了许多传染病的传播。

早在汉代就有注意手卫生来预防疾病的记载。汉代《礼记》记载："日五盥，盖谓洗手不嫌频数耳。"说的是每天洗脸5次，洗手不嫌次数繁多。

3. 饮食卫生　俗话说"病从口入"。这句话也说明了人们认识到饮食的洁净对预防瘟疫的重要性。

《黄帝内经》中反复强调饮食对脾胃的重要性，认为"人以水谷为本"，四季皆"以胃气为本"，"胃不和则精气竭"。若饮食不节，饥饱无常，不但损伤脾胃，也会影响五脏和精气，降低抗病能力。

西汉《大戴礼记·易本命》曰："食肉者勇敢而悍，食谷者智慧而巧。"肉类饮食为主的确能够带来明显的肌肉力量，使人勇武有力。但是在精微的能量层面，比如情绪和心智上，肉类却带来更多扰动，因此往往不如食用五谷为主的人更能表现出智力方面的能力。因此，调整饮食结构，可以从逐渐减少肉类摄入做起，尤其是所谓的"野味"。这样，不仅接触致命新型病毒的机会更少，还能够让身心进入一个更轻盈、更敏锐的状态。

东汉《太平经》认为控制饮食可去除百病，曰："食无形之物看，节少为善……节食千日之后，大小肠皆满，终无料也，令人病悉除去，颜色更好，无所禁防。"

汉·张仲景《金匮要略》一书，就从食物来源、气味、色泽、存放和污染等情况，科学地介绍了各种疫毒、致毒、致瘰等后果。张仲景指出，六畜"疫死，则有毒，不可食"；"秽饭、馁肉、臭鱼食之皆伤人"；"凡蜂、蝇、虫、蚁等集食之上，食之致瘰"。强调了食材要新鲜、干净。

晋·葛洪提倡以豉术酒辟疫，曰："豉杂土酒渍，常将服之……熬豉新米酒渍，常服之。"

唐·孙思邈亦用此豉术酒方"治温令不相染"，并强调饮食的重要，曰："安身之本，必资于食；不知食宜者，不足以存生。""先饥而食，先渴而饮，食欲数而少，不欲顿而多，则难消也。常欲令如饱中饥，饥中饱耳。"并提倡饮食宜有规律，不可吃得过饱，要常处于一种半饥状态。《备急千金要方》中说："夫霍乱之为病，皆因饮食……勿食生肉，伤胃，一切肉惟煮烂。"强调要吃熟食。此外，中医多强调饮食对于身体健康的中药，认为通过正确的饮食可增强易感人群的抗病能力。

清代《潜斋简效方》记载："薄滋味，远酒色，尤为先务。"《慈济医话》记载："预防之法，室不宜过暖，宜少食厚味，多食萝卜、绿豆、梨、藕等物。"由此可见，调理饮食应忌嗜酒及肥甘厚味。

二、免疫接种

早在东晋时期，葛洪就发明了狂犬病的人工主动免疫法："疗狂犬咬人方，乃杀所咬犬，取脑傅之，后不复发。"利用狂犬脑髓干粉敷在伤口处治疗狂犬病，这被认为是人类对于免疫接种的最初探索，其思想与后来的巴斯德预防狂犬病原理一致。此外，据《备急千金要方》记载："治小儿疣目方：以针及小刀子决目四面，令似血出，取患疮人疮中黄脓汁敷之，莫近水三日，即脓溃根动，自脱落。"唐代孙思邈曾尝试以"以毒攻毒"的思想，用脓汁、血清接种的方法防治小儿疣目症。马伯英在《中国医学文化史》中将孙思邈防治小儿疣目症的方法称为"种疹法"，并指出预防的思想和方法在唐代就已存在，曰："《千金要方》有种疹法……总之，预防思想和方法在唐代已有发生。"中国医学家在980~1567年间发明了人痘接种术，即用天花病人身上痘疹疱里的痘浆、痘疮结痂，或是用天花病人穿过的沾有天花痘浆和痘疹的衣服，去感染未患过天花的人。由于这种感染源的"毒力"较新鲜且病毒弱，被接种的人一般只产生轻症，并对天花产生免疫防御性反应，获得再次感染天花的免疫力，从而预防重症天花的发生。这种免疫预防法，是牛痘接种术发明以前最有效的预防天花的方法，在中国曾广泛应用。1688 年，俄国是最早派医生来北京学习种痘及检痘法的国家。中国的种痘术还传到了日本、朝鲜和印度等邻国，促进了现代免疫预防医学的诞生。现在很多传染病的免疫疫苗，仍然使用人的减毒活病毒作为原料。例如，小儿麻痹疫苗和麻疹疫苗就是人活病毒疫苗。

三、扶助正气

1. 调摄起居 调摄起居就是合理安排饮食、睡眠等生理活动。合理的调摄起居使人体正气得到休养。

早在《素问·上古天真论》中就有对调摄起居的具体描述："上古之人，其知道者，法于阴阳，和于术数，食饮有节，起居有常，不妄作劳。"明代医家张景岳认为"瘟疫乃天地之邪气，若人身正气内固，则邪不可干，自不相染。故避之之法，惟在节欲节劳……仍勿忍饥以受其气。"还说："想心如日等法，盖胆属少阳，为中正之官，少阳气壮，则脏气赖以俱壮，而邪不能入，此强中御邪之法也。凡探亲诊疾，事有不容已者，但知此诸法，则虽入最秽之地，自可保其无恙。"清·刘奎在《松峰说疫》中也强调了此种观念。清·郑肖严在《鼠疫约编》中亦说："避疫之法，陈修园有言：惟在节欲节劳，勿令忍饥，以受其气。又胆为中正之官，胆气壮，则十一经之气赖以壮，邪不能入。"这与清·鲍相璈在《验方新编·辟瘟防护保身良法》中强调"切莫空腹入瘟病家看病……切不可起贪淫邪念之心"的观点是一致的。说明要有效预防疫病须调摄起居，节欲节劳。

2. 调节情志 《黄帝内经》倡导"恬惔虚无，真气从之，精神内守，病安从来。"苏轼在《十月十四日以病在告独酌》一诗中也提道："铜炉烧柏子，石鼎煮山药。"这些都说明良好的情志对强健身体具有重要意义。

调节情志就是调控情绪，尽可能不让自己出现大喜、大悲、大怒等过激情绪。中医学认为过激的情志活动会影响人体气血的运行，在《素问·举痛论》中说："怒则气逆，甚则呕血及飨泄，故气上矣。喜则气和志达，荣卫通利，故气缓矣。悲则心系急，肺布叶举，而上焦不通，荣卫不散，热气在中，故气消矣。恐则精却，却则上焦闭，闭则气还，还则下焦胀，故气不行矣。寒则腠理闭，气不行，故气收矣。炅则腠理开，荣卫通，汗大泄，故气泄。惊则心无所倚，神无所归，虑无所定，故气乱矣。劳则喘息汗出，外内皆越，故气耗矣。思则心有所存，神有所归，正气留而不行，故气结矣。"阐释了各种过激的情志活动对人体的影响。清·刘奎在《松峰说疫·卷一·述古》中亦记载了不良情志对人体的影响的案例："家中传染者，得家有病人，旦夕忧患，饮食少进则气馁，感其病气，从口鼻而入。"由此可见，当时的医家面对疫病流行，提倡调节情志，不惊恐，不松懈。

明代医学家李中梓记述了保持良好情绪的方法："入室闭户，烧香静坐，方可谓之斋也。"香的清芬之气具有安定心神的功效，在传染病流行的时候，首先需要内心安定、精神放松，其次才是加紧外部防范手段。

3. 强身健体　有科学家统计过，人的一生大约平均会感染上百种病毒，但是因病毒而丧生的人却只是很少的一部分。人体免疫系统是决定性的因素，绝大多数病毒性疾病最终都是靠人自身的免疫系统才能彻底化解。简单说，身体的能量饱满，外邪才不易入侵。

我们可以通过适当的慢跑、游泳等活动增强我们的抵抗力。此外，情志调节、气功、导引术、冥想等方法亦可使人体保持更好的免疫力。

4. 常用强身健体方法

（1）**强肺操**：强肺操是一套简便有效的呼吸健肺操。

【作用效果】既可提高正常人的肺功能，减少肺部感染，还能促进支气管炎、肺气肿等慢性肺部疾病的康复。

【具体方法】人在呼吸时腹直肌和腹斜肌两处肌肉群功能活跃，锻炼这两处肌肉有助增强肺功能，推荐坐立呼吸锻炼法。打开两肘，扩张背肌；吸气，同时举起双臂，收紧肩胛骨；抬头，两掌合拢，向上伸直，同时充分吸气；放下两臂，缓缓吐气；两肘靠拢，身体前倾，将气吐尽。

（2）**气功**：气功是一种中国传统的保健、养生、祛病方法。气功强调人的心理状态对人体健康的影响，强调通过主动的自我精神活动来调整自身的生理活动。有强身健体、防病治病、健身延年、开发潜能的效果。在《素问·刺法论》中提到了一种气功防疫的方法："帝曰：余闻五疫之至，皆相染易，无问大小，病状相似，不施救疗，如何可得不相移易者？岐伯曰：不相染者，正气存内，邪不可干，避其毒气。天牝从来，复得其往。气出于脑，即不干邪。气出于脑，即先想心如日。欲将入于疫室，先想青气自肝而出，左行于东，化作林木；次想白气自肺而出，右行于西，化作戈甲；次想赤气自心而出，南行于上，化作焰明；次想黑气自肾而出，北行于下，化作水；次想黄气自脾而出，存于中央，化作土。五气护身之毕，以想头上，如北斗之煌煌，然后可入于疫室。"

气功中的动功导引法，以肢体运动为主，配合呼吸吐纳的养生方式，可以有效地强身防病。《诸病源候论》中就有关于防治疫病的导引法，如"温病候，养生方导引法云，常以鸡鸣时，存心念四海神各三遍，辟百邪止鬼，令人不病"。又如"延年之道，存念心气赤，肝气青，肺气白，脾气黄，肾气黑，出周其身又兼辟邪鬼。欲辟邪却众邪百鬼，常存心为炎火如斗，煌煌光明，则百邪不敢干之，可以入温疫之中。"均强调导引法具有辟邪驱鬼、预防疫病的功能。葛洪云："导引疗未患之疾，通不和之气，动之则百关气畅，闭之则三宫血凝。实养生之大律，祛病之玄术矣。"指出疾病要防治于先，并指出导引法可防治疾病发生。又云："恃年纪之少壮，体力之方刚者，自役过差，百病兼结，命危朝露，不得大药，但服草木，可以差于常人，不能延其大限也。"强调应在年少与壮时就开始注意养生。孙思邈亦提出："养生之道常欲小劳，但莫大劳及强所不能堪尔。"提倡养生应劳逸结合，根据体质、年龄的差异选择合适的导引方式。

①行气法：《摄养枕中方》收入《云笈七签·卷三十三》曾言行

气功效诸多："行气可以治百病，可以去瘟疫，可以禁蛇兽，可以止疮血，可以居水中，可以辟饥渴，可以延年命。"葛洪也指出行气的诸多功效，如"行气可以不饥不病"；又如"行气或可以治百病，或可以入瘟疫，或可以禁蛇虎，或可以止疮血，或可以居水中，或可以行水上，或可以辟饥渴，或可以延年命"。

行气法有时也配以存思法，即在行气时通过精神层面的自我暗示，使得精神内守、真气和顺，从而预防疾病的发生。《素问》指出运用意念引导正气运行的方法，可以使未患病之人即使进入疫病病室而不被感染，曰："正气存内，邪不可干，避其毒气……气出于脑，即不干邪……然后可入于疫室。"即运用意念依次想象，有了五脏之气及自然阳气保护身体，即可进入疫室。这种五气护体法自以为可达到正气护身、邪气难侵的目的，蕴含着心理暗示作用。

【作用效果】行气法是通过使身体之气充沛，提高人体免疫力，从而达到无病的目的。

【具体方法】仰卧，宽衣松带，枕高3寸，两手握固（屈拇指于掌心，其余四指盖握拇指），手臂放松，两手离身侧各5寸。两脚相距5寸，脚趾竖起。排除杂念，调和气息，慢慢以舌舔唇内及牙龈，使津液满口而咽之。先口吐浊气数口，以鼻慢慢吸入清气。每当吸气时，需以意送之，充满全身，然后从脚趾出气。

②**意念吐纳法**：吐纳法是一种练功方法。指通过呼出浊气吸进清气，或伴随发音来调整身体各部功能的气功锻炼方法。《素问·遗篇·刺法论》提出意念吐纳法："气出于脑，即室先想心如日，欲将

入于疫室，先想青气自肝而出，左行于东，化作林木；次想白气自肺而出，右行于西，化作戈甲；次想赤气自心而出，南行于上，化作焰明；次想黑气自肾而出，北行于下，化作水；次想黄气自脾而出，存于中央，化作土。五气护身之毕，以想头。上如北斗之煌煌，然后可入于疫室。""又一法，于春分之日，日未出而吐之。"《鼠疫约编》记载："避疫圣法，若能静心调息，一志凝神，以运气法行之，无不灵验。"由此可见，调理意念宜静心安神，忌烦躁易怒。

【作用效果】此方法对解除疲劳、清新头脑有较明显的作用，对调整五脏偏颇、调整经络也有一定作用。

【具体方法】做法是用满吸的呼吸法，先把气呼净，腹部自然放松，然后吸气使肺部开张，再慢慢把气呼出去，以此来加强吐纳的过程，关键是为了换气。

③摩头擦体（干浴）

【作用效果】此导引术可增强人体卫表之阳气，提高免疫力。

【具体方法】端坐或盘腿而坐，搓热双手，贴于面部，自下而上，自中间向两边进行"干浴面"，6个来回后，十指微张，贴于前发际，由前向后进行"十指梳头"，重复6次，再以两掌自风池穴经胸锁乳突肌，从颈部两侧推至身体前面，再依次摩擦后背及四肢，每个部位均重复6次。每日可做2~3次。太阳出来后至正午前完成此导引术效果最佳。

④鸣天鼓

【作用效果】此导引术可调动督脉之阳气，同时祛风散寒。

【具体方法】以双手紧掩双耳，将食指与中指重叠后敲击后脑的风池穴，或直接以四指同时轻拍风池与风府穴。每次轻敲 24 下。

⑤八段锦：八段锦是我国民间流传的一种运动健身术，是由八种不同动作组成，故名八段锦，它是古代导引法的一种，是形体活动与呼吸运动结合的健身法。

【作用效果】肢体活动可以舒展筋骨，畅通经络；与呼吸相结合，则可行气活血，宣畅气机。每日可将全套八段锦完成 2~3 次。

【具体方法】见附录三。

⑥五禽戏：华佗五禽戏是中国民间广为流传的，也是流传时间最长的健身方法之一，由五种模仿动物的动作组成，华佗五禽戏又称五禽操、五禽气功、百步汗戏等。华佗五禽戏不仅使人体的肌肉和关节得以舒展，而且有益于提高肺与心脏功能，改善心肌供氧量，提高心肌输出量，促进组织器官的正常发育。作为中国最早的具有完整套路的仿生医疗健身体操，华佗五禽戏也是历代宫廷重视的体育运动之一。

【作用效果】调理脾胃，缓解腰背痛，缩减腰围，增强心肺功能，预防关节炎。

【具体方法】见附录三。

⑦二十四式太极拳：太极拳以中国传统儒、道哲学中的太极、阴阳为核心思想，集颐养性情、强身健体、技击对抗等多种功能为一体，是高层次的人体文化。作为一种饱含东方包容理念的运动形式，其习练者针对意、气、形、神的锻炼，非常符合人体生理和心

理的要求，对人类个体身心健康及人类群体的和谐共处，有着极为重要的促进作用。

【作用效果】疏通筋骨，阴阳调和，调和气血，强身健体。

【具体方法】见附录三。

（3）足浴法

【作用效果】

促进血液循环：脚自古就有人体的第二心脏之说。从养生理论看，脚离人体的心脏最远，而负担最重，因此，这个地方最容易导致血液循环不好，尤其是对那些经常感觉手脚冰凉的人，泡脚是一个极好的方法。

消除疲劳：泡脚可加快新陈代谢，加速血液循环，不仅能消除一天的疲劳，还能去除脚上的异味和尘土，使人感到轻松愉快。泡脚可以刺激足部的穴位、反射区和经络。

改善睡眠：睡前泡脚可以促进神经系统调节功能，改善睡眠质量。

缓解关节痛：泡脚能起到加速关节部位血液循环，疏通筋骨关节的作用，如配合适当按摩，使局部血流畅通，可减轻疼痛。

【注意事项】泡脚水温不宜过高。水温应控制在40℃左右。泡脚时间不宜过久。每次泡脚时间以15~30分钟为宜，一般以泡到全身发热，有微微出汗就可以。小孩泡脚每次不可超过10分钟，水温不可高过40℃。泡脚后应适当补充水分。泡脚最好用木盆或搪瓷盆，尤其使用中药泡脚时不要用铜盆等金属盆，因为此类盆中的化学成分不稳定，容易与中药中某些成分发生反应，使药物的疗效大打折扣，甚至产生有害物质。另外，饭后半小时不宜泡脚。在浴足过程中，如出现胸闷、头晕等现象，应立即停止足浴，饮温水，平卧休息。

【常用足浴方】

紫苏叶足浴方：紫苏叶 60g，将苏叶连煮 3 次，去渣取汁，混匀足浴。每日 1 次，每次 15~30 分钟。

艾叶足浴方：艾叶 60g。将药物加入适量清水中煮沸，煮沸 20分钟后，去渣取汁，混匀足浴。每日 1 次，每次 15~30 分钟。

足浴方：柴胡、黄芩、法半夏、党参、炙甘草、桂枝、郁金、香附、生地黄、远志、白芍各 6g，茯苓、煅龙骨、煅牡蛎、珍珠母、夜交藤各 30g，生姜 3~4 片。每日 1 次，每次 15~30 分钟。

第三节　疫病防控其他方式

我国防治疫病的方法历史悠久，有文献可考的燃熏防疫最早可追溯到殷商时代，敦煌石窟发现有"殷人罐火防疫图"，似乎与《周礼·秋官》记载当时人们用莽草、嘉草等烧熏辟害的情景相似。汉·张仲景《伤寒杂病论》、晋·葛洪《肘后备急方》、唐·孙思邈《备急千金要方》、唐·王焘《外台秘要》等许多中医著作中均收有疫病发生时的防治方法。

一、悬挂佩戴法

悬挂佩戴法即佩药疗法，是避瘟方法之一。佩药疗法也称为药袋疗法，又因在各种古书记载中，避瘟以使用芳香药物最为盛行，故亦称为香囊疗法或香包疗法。佩药疗法属中医外治法范畴，可用于防治传染病、慢性病、小儿体弱多病等。

【作用功效】芳香是中药药性之一，具有行气开窍、燥湿化浊、辟秽散邪等多种功效。佩药疗法防治瘟疫病的作用机制是利用芳香类药物的香味散发到空气中起到杀菌、抗病毒作用，并且激发人体的潜能、促进人体的新陈代谢、提高人体的免疫力。

【具体方法】佩药疗法是将药物直接或药物研末后，以绛囊、绢帛或红布包裹，悬挂于门户、帐前或戴于手臂、头顶或塞入枕头、兜肚。用于悬挂、佩戴的单味药物主要有桑根、女青、马蹄屑、艾叶、苍术、雄黄、藿香、降香等，复方主要包括老君神明白散、太乙流金散、赤散、虎头杀鬼方、除秽靖瘟丹等。

【注意事项】部分过敏体质患者可能会出现过敏反应，应及时就医。

【历代各家理法方荐】早在公元前三千年前，芳香类药物就被选作举行宗教仪式时的用品，后慢慢开始进入人们的日常生活。将香药佩戴在身上或者挂在室内进行防治疾病的历史，可追溯到春秋战国时期。先秦《山海经》记载："薰草……佩之可以已疠。""疠"就是指传染病一类的疾病，这可算是佩药疗法较早的文字记载。"药气从口、鼻孔中直达肺，通经贯络，透彻周身，卒病治疴，从症用之，以助服药之所不及。"这一理论的提出标志着这一时期佩戴芳香类药物防治疾病的思想已初步形成。据《礼记·内则》记载："男女未冠笄者……皆佩容臭。"古人最早佩戴香囊的目的是"辟秽防病"，当时医家们认为"香"能散疫气，秦汉时期帝王身旁常置芳香的香药，《史记·礼书》载帝王身"侧载臭苣，所以养鼻也"。苣（chén）为一种香草，臭意为香。

晋·葛洪在《肘后备急方·治瘴气疫疬温毒诸方第十五》中记载的老君神明白散："术一两，附子三两，乌头四两，桔梗二两半，细辛一两……一家合药，则一里无病，此带行所遇，病气皆消。"

到了汉唐时期，佩药疗法除了用于治疗瘟疫病外，其治病范围也得到了大大的拓宽。研究表明芳香类药物的香味散发在空气中不但可起到祛毒辟秽作用，还可以通过口鼻进入人体，激发人体的阳气，振奋精神，活血醒神，鼓舞人体正气，以抵御外邪秽气侵入人体。正如汉代《神农本草经》中所述："香者气之正，正气盛，则自能除邪辟秽。"东汉末年，华佗在《中藏经》中记载了用丁香花、麝香、檀香等包裹入布制作成香包，悬挂在居室内，对防治肺痨、瘟疫病、瘴气等疾病都有很好的效果。隋唐时期，香疗方法有了很大的发展，各种芳香疗法十分盛行，如熏香、佩戴香袋、衣服熏香、沐浴香汤、装饰香膏、品饮香茶等。唐代医家孙思邈《备急千金要方》有佩"绛囊""避疫气，令人不染"的记载，在书中收录了大量香药佩戴方法，汇集了唐以前历代香疗的有效方法和经验，如著名的赤散辟瘟疫之伤寒热病方：藜芦、踯躅花、附子、桂心、珍珠、细辛、干姜、牡丹皮、皂荚，装在药枕、肚兜、护腕、护膝等物件中可抵御各种疾病。

发展到明清时期，更多医家对佩药疗法治疗瘟疫病及其他疾病的辨证用药及使用方法等做了详细阐述。明代著名医药学家李时珍编撰的《本草纲目》记载了大量香草植物，如用麝香做香囊，用之佩戴在身上或将麝香置于枕内，不但可以治疗噩梦症还可以祛邪辟秽。清初《伤寒直指》中记载："辟疫法：乌头（四两炮）、桔梗（二钱半）、白术（一钱），为末，绛囊盛佩之，同居闾里，皆不染疫。"《普济方》中记载了许多著名的辟瘟方，如单味女青悬挂，具体用法："取正月上寅日，捣女青屑，三角绛囊贮，系户上，大吉。"女青① 是常用的辟瘟单方，多用悬挂的方式来发挥其药效。

清代《神仙济世良方》也有关于悬佩法的具体内容："冬至日，用大黄一块约一二钱，将线穿好，合家大小佩之，瘟疫即不染矣。"清代《松峰说疫》记载了许多佩药单方，如"悬挂马尾松枝，可免瘟疫。"书中同样记载了许多瘟疫复方："务成子萤火丸：主避瘟疾恶气，百鬼虎野狼，蛇虺蜂虿诸毒。五兵白刃盗贼凶害，皆避之。萤火虫、鬼箭羽（去皮）、蒺藜、矾石（煅枯）各一两，雄黄、雌黄各二两，羚羊角、锻灶灰、锤柄（入斧头木，烧焦）各两半，共为粗末，以鸡子黄、雄鸡冠一具，和之如杏仁大。红绸缝三角囊盛五

---

① 女青，为茜草科植物鸡矢藤的全草。性平，味甘，微苦。归脾经、胃经、肺经、肝经。

丸，带左臂上，仍可挂于门户。"主要复方有老君神明白散、藜芦散、杀鬼丹、太乙流金散、虎头杀鬼方等。"老君神明散，避瘟疫。苍术一钱，桔梗二钱五分，细辛、附子（炮，去黑皮）各一两，乌头（去皮、尖）四两，共为细末，带于身边，可免瘟疫。不可服。"此方由《肘后备急方》中的老君神明散加减化裁而来。"藜芦散：藜芦、踯躅、干姜各一两，丹皮、皂角各一两六钱，细辛十八铢，桂枝（一作桂心）、附子、朱砂（一作真珠，另研）各六两，共为粗末，绛囊系臂上，男左女右，觉病作，取药末少许，纳鼻中。嫌分量多，和时四分之一亦可，后皆仿此。"本方中既有辛温辟秽之品又有祛邪杀鬼避瘟之物，取其防疫之效，既可佩戴又可塞鼻。此方由《肘后方》卷四中的藜芦散加减化裁而来。"杀鬼丹：辟瘟杀鬼祛邪。虎头骨（真者，酥炙）、桃（枭系桃之干在树上者）、斧头木（系斧柄入斧头中之木）、雄黄（明亮者，另研）、桃仁（去皮、尖，麸炒黄）、朱砂（光明者，另研）各一钱五分，犀角屑、木香、白术、鬼箭羽各一钱，麝香七分五厘。共为粗末，带之，可避瘟疫。""太乙流金散，大避瘟疫。雄黄两半，羚羊角一两，雌黄、白矾、鬼箭羽各七钱半。共粗末，三角绛囊盛一两，带心前，并挂户上，又青布包少许，中庭烧之。腊月鼠烧之避瘟气。又于正旦所居处埋之，避瘟疫气。"雄黄、羚羊角、雌黄等都是祛邪辟瘟常用药物。此方由《肘后备急方》中太乙流金散加减而来。太乙流金散原方被广泛应用，历代各家对其均有加减。较之原方，此方剂量减半。"七物虎头丸，避瘟杀鬼。虎头、朱砂、雄黄各两半，鬼臼、皂荚、芜荑、雌黄各一两。为末，熔蜡丸弹子大。红绢袋盛一丸，系男左女右臂上，又悬屋四角，晦望夜半各当户烧一丸，晨起各人吞小豆大一丸，则不传染。"虎头骨具有良好的祛邪除恶效果，朱砂可以杀精魅邪恶鬼，雄黄、雌黄等药均可祛邪辟秽。

清·郑肖严《鼠疫约编》中记载："避疫香粉：生大黄钱半，甘草五分，皂角一钱，丁香二钱，苍术一钱，檀香二钱，山奈一钱，甘松二钱，细辛一钱，雄黄一钱。共研末，用小绸袋，佩戴身上。"此方多用芳香祛秽药，与晋唐多用祛邪避瘟药物略有不同，可以看出清代医家更偏向于芳香祛秽辟邪除疫。

清·王孟英著《霍乱论》中记载："八宝红灵丹，朱砂、牙硝各一两，明雄黄（飞）、硼砂各六钱，礞石（煅）四钱，梅片、当门子各三钱，飞真金五十页。八味，择吉日净室中各研极细，再研匀，瓷瓶紧收，熔蜡封口，毋使泄气，每一分，凉开水送下，小儿减半。以药佩戴身上，可辟疫气，牛马羊瘟，以此点其眼即愈。"此方可治霍乱痧胀，肢厥脉伏，转筋昏晕，瘴疠时疫，暑毒下痢等证，并治喉痹牙舌诸病，汤火金刃诸伤，均搽患处。

清代《急救广生集》记载："（辟一切瘴疾时气风寒时气）红川椒（去闭口者）以绛纱囊贮，椒约两许，悬佩近里衣处，一切邪气不敢侵犯。（《景岳全书》）。"

清·吴尚先《理瀹骈文》中提出"纳鼻而传十二经"，讲明佩药疗法的药效通过鼻子吸入药味，经十二经脉传输于全身而得以发挥。该书还记载了佩药疗法的专门药方，有将辟瘟囊佩于胸前防治四时感冒，以绛囊盛七宝如意丹佩胸前预防瘟疫，用抗痨丸佩胸前防传尸痨。书有一首"辟瘟囊方"非常适合现在使用，长期佩戴可辟瘟疫、预防四时感冒：羌活、大黄、柴胡、苍术、细辛、吴茱萸各等份，共研细末，佩于胸前。

清代佩药方中除有祛邪除疫药物，还加上芳香除秽药物，既能芳香除秽，调节气机，又能祛邪辟瘟，与晋唐时期略有不同。

二、塞鼻涂鼻法

塞鼻涂鼻法是涂抹药物，或塞入鼻窍来避瘟疫的一种方法，如雄黄敷鼻、苍术塞鼻、诸油涂鼻等不同方法，有单方塞鼻涂鼻法和复方塞鼻涂鼻法之分，单方塞鼻涂鼻法是为取单方药物涂抹于鼻孔内。复方塞鼻涂鼻法主要是用水或油调敷于鼻孔内。塞鼻涂鼻法的指导理论最早可追踪至《素问·刺法论》中"天牝从来，复得其往"。其主旨是要守住鼻窍这一关，把疫气阻挡在鼻外。该法一是给病邪直入鼻腔制造了障碍（充当过滤网功能），二是以香辟秽，油性黏滞，故选香油。

【作用功效】避疫邪。

【具体方法】把药物涂抹，或塞入鼻窍来避瘟疫。

【注意事项】雄黄具有一定的毒性，现代研究也表明，雄黄为硫化物类矿物雄黄族雄黄，主含二硫化二砷；雄黄的毒性随其剂量的增加而增强，且容易蓄积，从而产生蓄积毒性。因此，临床上在使用雄黄时应特别注意剂量与用药时间。部分过敏体质患者可能会出现过敏反应，应及时就医。

【历代各家理法方药】明·吴崑在《医方考》辟瘟法中说："凡觉天行时气，恐其相染……仍以雄黄豆许用绵裹之塞鼻窍，男左女右用之。或用大蒜塞鼻，或用阿魏塞鼻，皆良。"清代《外治寿世方》中曾有记载："雄黄研细末，水调多敷鼻孔中，即与病人同床，亦不传染。"或用油调敷鼻孔，如清代《经验良方全集》记载："辟疫方：用雄黄末，菜油调，涂鼻中。"除雄黄外，常用药物还有苍术、麻油、清油、米醋等。清代《身经通考》具体记载了涂抹的适宜时间"初洗脸后，及卧时点"，并且还需要"拈纸于鼻内，取嚏三、五声"。清代《串雅内外编》在辟疫条下指出："凡入瘟疫之家，以麻油涂鼻孔中，然后入病家去，则不相传染。"其中，雄黄具有解毒杀虫，燥湿祛痰的功效；苍术具有燥湿健脾，发汗祛风的功效；米醋具有解毒杀虫的功效；各种油具有清香开窍的功效。这些药物都可以防止疫气通过鼻腔进入人体，而且为防止因为疫气浓重而吸入部分浊气，亦可采用嚏法把人闻到的秽浊疫气经鼻再排出体外。

复方预防瘟疫也主要是用水或油调敷于鼻孔内。如唐·孙思邈《备急千金要方》记载赤散："藜芦、踯躅花各一两，丹皮、皂荚各一两六铢，附子、桂心、真珠各一两，细辛，上九味末之，纳真珠合治之。分一方寸匕置绛囊中带之，男左女右，着臂自随。觉有病之时，便以粟米大纳着鼻中。"赤散可以做成香囊随身佩戴，也可以做成药丸，睡觉时塞在鼻中。明代《普济方》中记载"鬼箭羽丸。鬼箭羽一两，鬼臼（去毛）一两，赤小豆半合（炒熟），朱砂（细研水飞过）半两，甘草（炙微赤锉）半两，雄黄（细研水飞过）半两，上为末，炼蜜和丸，如豇豆大。若已患者，手掌中水调一丸，涂于口鼻上，又于空腹温水下一丸。如未染疾者，但涂口鼻，兼以皂囊盛一丸。系《肘后备急方》，亦宜服烧丸。忌羊血。"可治时气瘴疫，除辟毒气。疠气多从口鼻而入，用多味辟邪祛疫药涂抹可以更有效地祛邪辟瘟。

清·王孟英《霍乱论》记载"立效丹，砂仁三两，明雄黄、蓬砂各一两八钱，梅冰、当门子各九钱，火硝六钱，荜茇、牛黄各三钱。八味共研细，瓷瓶紧收，勿令泄气，每用分许，芦管吹入鼻内。若卒倒气闭重证，则七窍及脐中均可放置，立苏。凡暑月入城市，抹少许于鼻孔，可杜秽恶诸气。"治诸痧中恶，霍乱五绝，诸般卒倒急暴之证，杜秽恶诸气。方中既有辛温辟秽之品又有祛邪杀鬼避瘟之物，取其防疫之效，既可佩戴又可塞鼻。

清代《救生集》记载："入病家不染方：香油调雄黄、苍术末涂鼻孔中。"常用方剂还有人马平安散、紫金锭、透顶清瘟散、藜芦散、诸葛行军散等。还可以涂抹于穴位或其他部位，如清代《外治寿世方》记载："辟瘟方，又名雄黄散。雄黄五两，朱砂、菖蒲、鬼臼各二两，上四味，捣筛末，以涂五心、额上、鼻、人中及耳门。"甚至可以涂抹于全身。

三、取嚏法

取嚏是通过给病人鼻腔以刺激，使之连续不断地打喷嚏，从而达到祛除病邪，治疗疾病的一种治疗方法。取嚏法多用雄黄、香油涂鼻，透顶清凉散、通气散、搐鼻散嗅鼻联合运用。其原理主要为通过喷嚏，使初受之邪气及早从鼻腔泻出，邪气不致深入人体而致病。

【作用功效】祛疠气，避瘟疫。

【具体用法】通过刺激鼻腔，使人连续不断地打喷嚏，使邪气尽快从鼻腔内排出，达到祛除病邪治疗疾病的效果。

【注意事项】部分过敏体质患者可能会出现过敏反应，应及时去医院就诊。注意雄黄的剂量和用药时间，防止患者出现中毒。

【历代各家理法方药】明清医家防疫用取嚏法，常配合麻油和雄黄涂鼻或透顶清凉散、通气散、搐鼻散等嗅鼻。探鼻取嚏，可取驱邪外出合升阳之法。

明·万表在《万氏济世良方》"瘟疫不相传染方"中指出："凡入疫病之家……出或以纸捻探鼻，深入令嚏之为佳。"清·沈金鳌《杂病源流犀烛》中记载一复方取嚏："元胡索钱半，皂角、川芎各一钱，藜芦五分，踯躅花二分半，用纸燃蘸药，搐于鼻中取嚏，日三五次。"用辛散药物取嚏，调畅气机，增强正气。用祛风散邪药物取嚏又可以祛除邪气。

清·刘奎《松峰说疫》："透顶清凉散，白芷、细辛、当归、明雄、牙皂等分。共为细末，瓷瓶贮，勿泄气。用时令病者噙水口内，将药嗅鼻，吐水取嚏，不嚏再吹，嚏方止。已患未患者皆宜用。凡遇时令不正，瘟疫流行，人各带之，或嗅鼻，可免侵染。""观音救苦散，川芎、藿香、黎芦各三钱，丹皮（去心），元胡索、朱砂各二钱，雄黄、白芷、牙皂各四钱。七味草药共为细末，朱雄另研，调入收贮。用时先噙水在口内，次以药吸入两鼻孔，吐水取嚏。"专治伤风伤寒，并疫气所侵，稍觉头昏脑闷，项背拘急，吹鼻取嚏，毒气随散，永不染着，仙方也。未病者吹之不染，牛马等受瘟者，吹之亦效。

四、涌吐法

涌吐法即以药物吸入或内服，并可配合一定手法以取吐的治疗方法。

【作用功效】凡邪实上焦、痰食气逆不通欲吐不吐者均可用此法祛邪以御病。文献中多用辛香之品取吐以利气机，达到预防疫病的目的。

【具体方法】将药物吸入或内服，配合手法或用鸡翎等物刺激咽喉来引起呕吐。

【注意事项】此法易损伤胃气，应在正气充足的情况下谨慎使用。

【历代各家理法方药】较早记载用于取吐以预防瘟疫的方剂为晋·葛洪《肘后备急方》赤散方，若时疫"初觉头强邑邑，便以少许纳鼻中，吸之取吐"，其组方、制法为"牡丹五分，皂荚（炙之）五分，细辛、干姜、附子各三分，肉桂二分，珍珠四分，踯躅^①四分。捣，筛为散。"其后各代医家少有此类记载。到清代刘奎在《松峰说疫》中提出了"于春分日，用远志去心，水煎。日未出时，东面饮二盅，涌吐，则疾疫不生"的方法，取远志"苦温无毒，主……不足，除邪气，利九窍，益智慧"，利气机，祛邪；不再使用辛、附等大毒之品，并记载了仙传吐法："饮百沸汤半碗，以手揉肚，再饮再揉，直至腹无所容，用鸡翎探吐，吐后煎葱汤饮之，覆衣取汗甚捷。初得病用之更宜。"治一切瘟疫，伤寒伤风，伤酒伤食。

五、点眼法

点眼法是指用一类专用于疫病防治的眼药，通过滴入眼睛来避疫的方法。

【作用功效】祛邪除疫，调畅气机。

【具体方法】用疫病防治的眼药滴入眼窍。

【注意事项】部分过敏体质患者可能会出现过敏反应，应及时去医院就诊。

【历代各家理法方药】明代喻政所著《虺后方》中记载的人马平安散，由乌梅、川乌、草乌、猪牙、皂角、狗头灰、硇砂、麝香组成，外用点眼，可治一切时瘟。其组成中仍可见"驱鬼"药味，如狗头灰，由狗头骨烧灰存性，与宋以前之雄鸡头防治疫病起相似作

---

① 杜鹃花的别名，又名映山红。

用。清代《松峰说疫》中记载："人马平安行军散，明雄、朱砂、火硝、枯矾、乳香（去油）、儿茶、冰片、麝香、硼砂、没药（去油）各等分，共为细末。点大眼角，男左女右。冰麝少加亦可。一点绞肠痧，二点气腰痛，三点重伤风，四点虫蝎伤，五点火眼发，六点走风痛，七点急心痛，八点急头痛，九点火牙痛，十点牛马驴。"较人马平安散加减了药味，从名字可以看出这是为行军时将士准备的。此方将辟邪祛疫药和芳香除秽共同使用，既祛邪除疫，又调畅气机，此外还能治疗多种疾病。清·鲍相璈《验方新编》曰："点眼方，冰片、麝香、飞过明雄、飞过朱砂各五分，牙硝一钱。共为细末，瓷瓶紧收勿泄气，男左女右以少许点目大眦。用此入时疫病家则不沾染。"此方为人马平安散加减而来。清·张璐《张氏医通》："点眼砂（一名人马平安散），冰片、麝香、雄黄（水飞）、朱砂（水飞）各半钱，焰硝一钱。共为细末，瓷瓶收贮，男左女右以少许点目大眦，立效。用此入时疫病家则不沾染。"治时疫毒气臭毒，痧胀腹痛。其他如清·欧阳调律之《治痧要略》、清·孙伟之《良朋汇集》等医著中均收有点眼方，只是组成、用法略有不同。如《良朋汇集》中用于防治疫病的人马平安散既可点眼又可塞鼻。

第三章　净秽

第一节　澄净法

一、熏蒸法

熏蒸法是利用消毒药品燃烧或水浸加热所产生的气体进行空间消毒的方法。这类药物大多以雄黄、大黄、苍术、柴胡、白芷、芸香、降香等香燥之品为主，现代科研证明雄黄等中药有杀灭和抑制病菌的作用。

（一）历史概况

1. 晋唐时期　晋·葛洪《肘后方》记载了早晚及半夜，在户前用微火烧杀鬼烧药方的防疫方法。首载用太乙流金方、虎头杀鬼方避瘟气。方以雄黄、雌黄为主药，研末，绛袋盛，佩戴于身，并挂门户上。若逢大疫之年，要在中庭烧之，温病人亦烧熏之。此方被《备急千金要方》《外台秘要》转载。葛洪以其断温病（疫病），"密以艾灸病人床四角，各一壮不得令知之，佳也。断温病，令不相染著"。西晋·张华《博物志》中就记载了西使献香的故事，"后长安中大疫，宫中皆疫病，帝不举乐，西使乞见，请烧所贡香一枚，以辟疫气"。唐《新修本草》说："艾叶，味苦，微温，无毒。主灸百病……一名冰台，一名医草。"

2. 宋代　宋·张杲《医说》引《集验方》载："每每外出，用雄黄桐子大，在火中烧烟燕脚绷、草履、领袖间，以消毒灭菌，防止疫菌通过衣物的接角而传染。"

3. 明清时期　明·薛己曾用大锅水煎黄芪、川芎、当归，药气充满产室进行空气消毒，以防止产妇感染。明·张介宾在《景岳全书》卷十三《瘟疫》论述避疫法时，附有一方："治天行时气、宅舍怪异，用降真香烧焚，大解邪秽，小儿带之，能解诸邪，最验。"《本草纲目》等书中多处记载，谓凡疫气流传，可于房内用苍术、艾叶、白芷、丁香、硫黄等药焚烧以进行空气消毒辟秽。如"苍术，山岚瘴气，温疾恶气，弭灾疹，烧烟熏，去鬼邪"。

清·赵学敏与赵柏云合著的《串雅内外编》中有："藜藿一两，虎头一两五钱，雄黄、鬼臼、天雄、皂荚、芜荑各五钱。上为末，蜜丸如皂子大。热病时气烧一丸安床头。"这样可以进行空气消毒，预防瘟疫。王孟英《随息居重订霍乱论》中载："天时潮蒸，室中宜焚大黄、茵陈之类，亦可以解秽气，或以艾搓为绳，点之亦佳。"刘奎在《松峰说疫·诸方·避瘟方》中记载了断瘟法："密以艾灸病人床四角，各一壮，勿令人知，不染。"刘奎在治疫病的过程中多用降香，赞其"天行时气，宅舍怪异，并烧降真香有验"，是预防瘟疫的最佳烧熏药物，并自定苍降反魂香："苍术、降真香各等分，共末，揉入艾叶内，绵纸卷筒，烧之，除秽祛疫。"同时提出"烧青木香、薰陆、安息胶香，可避瘟疫"，若无，"除夜，将家中所余杂药（调和成一处者）焚之，并焚苍术，可避瘟疫"。刘奎还提到可以用雄狐屎、腊月鼠烧之避瘟气。丁尧臣曰："红枣、茵陈、大黄三味，每早常烧室内。或苍术、红枣各一斤。杵膏为丸，如弹子大，每日烧一二丸。"除此之外，郑肖严的《鼠疫约编》、鲍相璈的《验方新编》均有烧大枣以辟瘟气。

（二）辟瘟方药及其使用方法

1. 单味药物　比如艾叶、降香、苍术、红枣、茵陈、大黄等。早在晋代就已经出现应用单味中药熏蒸防疫。

艾叶烧熏在瘟疫预防中的运用历史最悠久，最具代表性，并一直为历代医家所推崇。晋·葛洪及唐·李绩等在其专著中对于艾叶烧熏法均有论述。降香从明代开始用于瘟疫的预防，并被医家一致认为是烧熏防疫的最佳药物。张景岳认为："治天行时气，宅舍怪异，用真降香烧焚，大解邪秽，小儿带之，能解诸邪，最验。"刘奎赞其"天行时气，宅舍怪异，并烧降真香有验"，并自定"苍降反魂香"。自明代，苍术等芳香药物也为医家所用。黄宫绣《本草求真》说："苍术，甘苦辛烈，气温无毒……辟恶。时珍曰：陶隐居言术能除恶气，弥火疹，故今病疫及岁旦，人家往往烧苍术以辟邪气。"《本草正义》描述苍术："芳香辟秽，胜四时不正之气，故时疫之病多用之，最能驱除秽浊恶气，阴霾之域，久旷之屋，宜焚此物而后居人，亦此意也。"

2. 复方药物　太乙流金方、杀鬼丸、辟瘟丹为代表。

晋·葛洪《肘后备急方》以"雄黄三两，雌黄二两，矾石、鬼箭各一两半，羚羊角二两，捣为散……月旦青布裹一刀圭。中庭烧温，病人亦烧熏之，即瘥"。唐·孙思邈《备急千金要方》所载太乙流金散与《肘后备急方》同，而唐·王焘《外台秘要》中将雌黄剂量变为三倍。

诸"杀鬼"方以雄黄、雌黄、虎头三味为基础药物，加上佩戴或烧熏具有辟瘟祛邪的药物而成。其中，《肘后备急方》虎头杀鬼丸是基本组方，其后王焘《外台秘要》中的千金辟温虎头杀鬼丸方、杀鬼丸去恶毒方分别继承了原方，在此基础上加入马蹄屑、苍术、阿魏、甲香、羚羊角、桃白皮、白腥香、葛蒲等。刘奎《松峰说疫》不仅载有七物虎头丸（虎头杀鬼丸），还自创避瘟杀鬼丸，配合使用猬皮、真珠、樗鸡（如无，以芫菁代）、东门上雄鸡头。组方上，他更趋向于运用本草明确记载具有辟瘟祛邪的药物。

辟瘟丹类方药盛行于明清时期，趋向于以芳香类药物组成预防瘟疫传染的一系列芳香辟秽方剂。《本草纲目》集中记载了川芎、蒿本、羌活、独活、白芷、木香、白豆蔻等药物，汇集了柏、松、杉、丁香、降真香、檀香等芳香木本植物；《古今医鉴》中载神圣辟瘟丹"苍术（为君，倍用）、羌活、独活、白芷、香附、大黄、甘松、山奈、赤剑、雄黄各等分"；《串雅内外编·卷一》收《古今医鉴》神圣辟瘟丹，言其"晒干焚之，可辟时气"；《奇方类编》辟瘟丹用"乳香、苍术、细辛、甘松、川芎、真降香，烧之瘟疫不能传染"；

《验方新编》避瘟丹："苍术、雄黄、丹参、桔梗、白术、川芎、藜芦、菖蒲、皂角、川乌、甘草、薄荷，细辛、芫荑，研末烧熏，可避瘟疫，屡试神验。"刘奎《松峰说疫》记载的五个辟瘟丹则几乎集中了常用的芳香药物。

3. 药物形式

（1）药散：系将一种或多种药物粉碎均匀混合制成的干燥粉末状剂型，是最古老的剂型之一。散剂加工简便、使用方便，缺点是芳香性成分容易挥发而影响疗效。

（2）药丸：系药材细粉加黏合剂或药材提取物与赋形剂制成的圆球状剂型，使用方便，易于携带。

（3）线香：常见的是直线形的熏香，还可细分为竖直燃烧的"立香"，横倒燃烧的"卧香"，带竹木芯的"竹签香"等等。

（4）盘香：又称"环香"，螺旋形盘绕的熏香，可挂起，或用支架托起熏燃，有些小型的盘香也可以直接平放在香炉里使用。

（5）塔香：又称"香塔"，圆锥形的香，可放在香炉中直接熏烧。

（6）香丸：豆粒大小的丸状的香。

4. 熏蒸方法

（1）焚烧熏蒸法：取药材烧之化烟雾于空中，吸入口鼻，熏染发肤，净化空气以祛邪辟秽，杀毒灭菌之法。药物烧熏起效快，作用范围广，在历代疫病的预防中应用广泛，是瘟疫预防的重要手段之一。

（2）水煎药气熏蒸法：将药材水浸加热，产生的气体进行空间消毒的一种方法，药物大多是以雄黄、苍术、降香等香燥之品为主。

（3）焚香法：焚香法是将香药研磨细末调配，特意制成豆、饼、条、丸、块等食品状。《香谱》一书中记载："焚香法，炉中烧香，饼子一枚以灰盖。"用时，香品不直接点燃，不投入火中，借用香炉内铺厚厚的有保温作用的炉灰，拣一小块烧红的炭块埋于正中央，再薄薄地盖上层灰，只露出一点，用薄银片隔火，香品放在薄银上熏烤，香气自然舒慢，没有烟燥气。

5. 注意事项　使用此法时注意防火，以及避免烫伤，避免使用过于刺激性气味的药物，禁止使用过敏性药物。临床应根据疫病性质的不同、损伤脏器不同，选择不同的方法。

二、蒸煮消毒法

蒸煮消毒是将衣物等放入沸水或蒸笼中进行蒸煮以达到消毒目的的方法。明清时期，就认识到衣服、器物可以传播疫病，蒸煮法被各医家广泛用于疫病的预防。

1. 历史概况　明·胡正心《简易备验方》中已经提出了蒸气消毒法。李时珍在《本草纲目》中指出"天行瘟疫，取出病人衣服，于甑上蒸过，则一家不染。"这是蒸气消毒的先例。清·丁尧臣亦曰："将初起病之人，贴肉布衫置蒸笼内蒸一炷香时，举家不染。"清·郑肖严也主张"家有瘟疫，取初病人衣服于甑上蒸过，一家不染。"清·刘奎也如是说，并进一步强调："凡有疫之家，不得以衣服、饮食、器皿送于无疫之家，而无疫之家亦不得受有疫之家之衣服、饮食、器皿。"其《松峰说疫》亦云："将初病人贴身衣服，甑上蒸过，合家不染。"清·罗世瑶在《行军方便便方》一书中曰："将初病疫气人贴肉布衫，于蒸笼内蒸一柱香，久则全军不染。"

2. 注意事项　此法使用时应注意蒸煮的时间，并防止蒸汽烫伤。

第二节　沐浴法

沐浴之法，是取草药煎煮致药力大出，取药液沐浴或浸染患处。药液直接作用于皮肤，在防疫方面有利于调畅气机，使秽浊之气不能停留于人体表面而导致疾病；同时调节相应内脏功能以增强正气，是防疫可以采用的外治法之一。

1. 宋代以前　秦汉之际，全社会的沐浴习俗就已形成，特别是在汉代更是以"休沐"的法律形式固定下来，《汉宫仪》载："五日以假洗沐，亦曰休沐。"如《淮南子》中说："汤沐具而虮虱相吊。"古人还有沐浴必更衣的习俗，《楚辞·渔父》云："新沐者必弹冠，新浴者必振衣。"对于传染病病人的衣物更是有严格的要求，唐·孙思邈《千金月令》要求："凡衣服、巾、栉、枕、镜，不宜与人同之。"《备急千金要方》治疫病"凡时行疫疠，常以月望日，细锉东引桃枝，煮汤浴之"。

2. 宋代　及至宋代，随着社会和商业经济的发展，城市中出现了公共澡堂，而一般人家建房都设有浴室，沐浴就更为普及，就连客人远道而来，主人相迎也要先设香汤给客人沐浴，再摆筵席招待，名曰洗尘。庄季裕《鸡肋篇》则记载了这一时期浙中民间用肥皂团洗澡和洗衣服的情景。较之于现在，旧时人们沐浴的次数和习惯显得很少，但通过有限的沐浴却可以洗去污秽及蚤虱等，从而有效地避免疫病在人群中的扩散。宋·朱熹《童蒙须知》更是指出应该勤换衣物，书云："着衣既久，则不免垢腻，须要勤勤洗浣。"这些措施皆有利于控制疫病的传播扩散。

3. 明代 《本草纲目》记载："白茅香、茅香、兰草煎汤浴，辟疫气。""《典术》云桃乃西方之木，五木之精，仙木也。味辛气恶，故能厌伏邪气、制百鬼。"明《普济方》治时气瘴疫浴汤方："桃枝叶十两，白芷三两，柏叶五两，上为散，每服三两，煎汤浴之，极良。"疫病预防多运用，其中桃枝煎汤洗浴一直为历代所沿用。

4. 清代 《得配本草》记载："桃枝：煮汤浴，不染天行疫疠。"桃枝清新避毒。清·鲍相璈《验方新编》说："东向桃枝煎汤，日浴二次，自然不染。"清·丁尧臣亦曰："常将向东桃枝熬汤洗浴，不染瘟疫。"桃枝煎汤沐浴甚至被刘奎作为"通治疫病方"，《松峰说疫》记载避瘟方："于谷雨以后，用川芎、苍术、白芷、藁本、零陵香各等分，煎水沐浴三次，以泄其汗，汗出臭者无病。"药力由表及里，入血脉经络，循五脏六腑，强身健体护卫正气，调节体温，逼邪气出而解之。其中川芎、苍术、白芷、藁本皆有祛风解表之效，川芎、白芷通窍止痛，藁本更有胜湿之力，防湿邪黏腻附着，邪气留恋不去。《松峰说疫》治疗野雀挣，谓其症浑身发红，或前后心有红黑紫眼皮疹，头痛、胁胀，用苋菜籽煮水洗浴。治绞肠痧，绿豆一二升，水二三桶，熬汤，以瓮贮之，令病患浇洗，稍冷，全身入瓮中，泡透或稍愈，且毋遽出，效。《松峰说疫》中治阳狂兼燥渴，入硝半斤于冷水内，用青布一块，浸硝水中，取出搭胸上，布热再浸换，如得睡，汗出即愈。

注意事项：部分人群可能对某些药物有过敏现象，使用时应注意。

第三节　粉身法

粉身法是将药碾碎，筛细末，或与米粉调和，撒扑肌肤的外用法。粉身能够直接作用于皮毛，防止秽浊之气作用于人体以防疫病发生。

1.**宋代以前**　晋·葛洪《肘后备急方》赤散方以"牡丹五分，皂荚五分炙之，细辛、干姜、附子各三分，肉桂二分，真珠四分，踯躅四分。捣，筛为散……晨夜行，及视病，亦宜少许以纳粉，粉身佳。"该方以各种祛邪辟秽药物组成，外粉周身以御时行邪气。同时，《肘后备急方》《备急千金要方》皆一记载用雄黄碾成细粉，水调涂五心、额上、鼻人中及耳门等处，因雄黄、丹砂等含有汞、砷等成分，有强烈的杀菌、抑菌作用，特别涂于面鼻等处，有防止呼吸道传染病的作用。《肘后备急方》记载了姚大夫粉身方："芍药、白芷、藁本三物等分。下筛，内米粉中，以涂粉身于身。大良。"《千金翼方》还载有用小金牙散（"吊丧问病皆塞鼻，良"）进行鼻腔消毒的方法。《外台秘要》治温病粉身散方与此方同。方中川芎行血中之气，散瘀滞。白芷"色白味辛，气温力厚，通窍行表，为足阳明经祛风散湿主药，使腠理之风悉去……诚祛风上达，散湿火要剂也"。藁本辛温气雄，散太阳寒邪。全方芳香辟秽，外作用于皮毛，内合于肺脏，肺气充实，腠理固密而能抵御疫邪。刘奎将千金粉身散加川芎、零陵香熏香，改为煎汤洗浴以御时邪，使作用更加直接。

2. **宋代**　北宋《伤寒杂病论》记载："辟温粉：芎、术、白芷、藁本、零陵香等分为末，每一两半入英粉四两，和匀，常扑身上，无英粉，蚌粉亦可。凡出汗大多，欲止汗，宜此法。"北宋《圣济总录》记载一涂敷方："雄黄一两，丹砂、鬼臼、石菖蒲各一两，共末，井水调和，涂五心及额上、鼻中、耳门，避瘟甚验。"此方用祛邪避疫药配伍，有除秽避邪的功效。人马平安散、紫金锭、透顶清瘟散、藜芦散、诸葛行军散、辟瘟方（雄黄散）、辟温粉都具有避瘟解毒、醒神开窍的功效，其散末剂型，携带方便，便于涂抹，遇到突发疫情，使用便捷，可以有效避免感染瘟疫或病情进一步发展。《三因极一病证方论》记述了入瘟疫家，当以雄黄涂鼻窍，以防疫邪感染。"雄黄研细，水调，以笔浓蘸，涂鼻窍中，与病患同床，亦不相染……凡疫家自生恶气，闻之，即入上元宫，遂散百脉，而成斯病。宜即以纸捻探鼻嚏之为佳。"宋·庞安时说"入温家令不相染，研雄黄并嚏法，则疫气不能入，与病人同床亦不相染。"

3. 明代　明代《普济方》记载一刚繁辟温病粉身散常用方："芎
劳四两，藁本、远志、白术各四两，米粉（研）一斗。上捣筛为散，
和米粉粉身，若欲多时，加药增粉，用之。"药物作用于肌表，隔绝
皮肤与邪气，既能增强皮肤抵抗力，又能辟瘟祛疫。

4. 清代　刘奎《松峰说疫》中载透顶清凉饮，以白芷、细辛、
当归、明雄黄等等分共为细末，用时令病者噙水口内，将药搐鼻，
吐水取嚏，不嚏再吹，嚏方止。即"凡遇时令不正，瘟疫流行，人
各带之，或嗅鼻，可免侵染"。王孟英《随息居重订霍乱论》中用
"川椒研末时涂鼻孔，则秽气不入矣。如觉稍吸秽恶，即服玉枢丹数
分，且宜稍忍饥，俾其实时解散，切勿遽食，尤忌补物，恐其助桀
为虐，譬奸细来而得内应也"。

注意事项：避免使用过于刺激性气味的药物。部分人群可能对
某些药物有过敏现象，使用时应注意。

第四节　消灭虫害

鼠害、蚊蝇等可以传播疫病，古代早有认识，因此极为重视驱
杀蚊蝇虫害。认识到消灭虫害这一防疫措施在疫病预防的历史上非
常重要，尤其对经此类途径传播的疫病有重大的预防作用。

1. 宋代以前　在周代就设有专门除害防疫的人员。如《周
礼·秋官》中记载："壶涿氏掌除水虫，以炮土鼓驱之，以焚石投

之。"蜩氏，掌去蛙黾，焚牡菊，以灰洒之则死。以其烟被之，则凡水虫无声。"《周礼·夏官》载，每到年终或岁首，要举行"大傩"来消除疫病，在此仪式上要撒一些药物来驱虫和杀虫。在后汉时期为了防止蚊子的叮咬，就开始使用蚊帐。如《后汉书·黄昌传》中："黄昌因夏多蚊，而贫无帱，佣债为作帱。"《备急千金要方》《本草纲目》诸书中也都有比较详细的记载。对于狂犬病的预防，孙思邈《备急千金要方》明确指出："凡春末夏初，犬多发狂，必诫小弱持杖以预防之。"

2. 宋代 北宋《孙公谈圃》说："泰州西溪多蚊，使者行按左右，以艾熏之。"在《琐碎录》中有驱蚊诗"木鳖芳香分两停，雄黄少许也须称，每到黄昏烧一炷，安床高枕至天明。"《琐碎录》还载："床有壁虱，干菖蒲切片置席下。""床有壁虱，烧百部根熏之变绝。"

3. 明代 明·赵学敏《本草纲目拾遗》曰："昔人谓暑时有五大害，乃蝇、蚊、虱、蚤、臭虫也。"提出用百部、藜芦、油类、矾水等药物可杀蝇和驱蝇。在驱蚊、火蚊上常采用烟熏法，将艾卓、苍术、菖蒲、苦楝子、柏子、木鳖子、雄黄等药单独或混合燃熏。《外科活人定本》载："治身痒生虱，纳银朱、陈艾，纸卷筒熏衣，即除。"瞿佑《四时宜忌》则记载古代"塞鼠穴，可绝鼠"的灭鼠习俗。李时珍《本草纲目》记载了运用抹墙、堵洞及采用酒石灰等草药杀灭老鼠及蚊蝇的方法，如"逐月旦日取泥屋之四角，及塞鼠穴，一年鼠皆绝迹。""梁州石亦有青者，汉中人亦以毒鼠，不入方用。"在砒霜项下载"又以和饭毒鼠"，是对药物毒鼠的明确论述。

4.清代 清·刘奎《松峰说疫》记载:"凡瘟疫之流行,皆有秽恶之气……试观入瘟疫之乡,是处动有青蝇。"这说明苍蝇是传播疫病的重要媒介。因此,该书相应提出了"逐蝇祛疫法"。汪期莲《瘟疫汇编》中也认识到苍蝇为霍乱的传播媒介,提示灭蝇可以预防霍乱传播,并提倡使用防蝇食罩等,要求注意饮食卫生。《月令辑要》引《千金月金令》所载:"浮萍阴干,和雄黄些许,烧烟去蚊。"在灭虱、蚤、臭虫等方面,清·洪稚存《北江诗话》载云:"赵州有怪鼠,白日入人家,即伏地吐血死,人染其气,亦无不立殒者。"描述了鼠能传染疾病,并提倡消灭老鼠,杜绝后患,起到切断传染源及控制传染途径的作用。

注意事项:消灭虫害时应采用适当的方法及药物,或由相关部门处理,避免方法不当自身染疫,或采用某些药物时引起中毒事件。

第四章　普济

第一节　疫病治疗中医内服方

一、大锅煮药通治法

1. 概述　病因是辨病的依据之首。中医病因学和发病学认为，疫病病证的发生、流行，与气候（久旱、酷热、湿雾、瘴气）、环境、饮食卫生及社会等因素有关，具有"一气一病，症状相似"的特点。《素问·刺法论》称："五疫之至，皆相染易，无问大小，症状相似。"疫情暴发后，大多数患者出现相似症状，当时医疗环境、人力物力资源相对缺乏的情况下，可用"大锅煮药"，为患者及时得到治疗做出了很大的贡献，此即为"辨病论治"。此次抗击新型冠状肺炎疫情中使用的中药复方武汉抗疫方、清肺排毒汤，都是由专方专药组成而获效。数据显示，新冠疫情发生后武昌区隔离点疑似病例确诊比例高达90%以上，2019年2月2日实行隔离点中医药干预，2月6日确诊率下降到30%左右，3月5日下降到3%左右，从患者服用药方后症状的缓解情况来看，按通治方治疗的话，能取得很好疗效。对于部分中度、重症及危重症患者辨证论治，一人一方，精准辨证，达到更为精准的治疗效果。

2. 辨病论治通治方 细数历代疫病发生，每每死者枕藉，辨病论治则发挥了重要作用。

南北朝时期，陈延之在《小品方·卷第六》中提出了采取辨病论治伤寒、天行温疫。

宋金元时期，朱肱认为瘟疫与温病的治疗不同，瘟疫为感时行之气所致，病状相同，有明显的传染性，宜选用老君神明散、务成子萤火圆、圣散子、败毒散治疗，元丰三年（1080年），苏东坡"谪居黄州，连岁大疫"，友人巢谷之圣散子方，屡建奇功，"所全活者不可胜数"。元祐四年（1089年），又逢疫病流行，圣散子方再建奇功，《圣散子后叙》记载"杭之民病，得此药全活者，不可胜数"。李东垣强调脾胃在发病、治病中的重要作用，以普济消毒饮治大头瘟毒。朱丹溪善用滋阴降火法治疗热病，如补阴丸、大补阴丸等，其中亦包括对疫病的治疗。

明清时期，吴有性在《瘟疫论》中明确提出专病专方专药的设想："能知以物制气，一病只有一药之到病已，不烦君臣佐使品味加减之劳矣。"龚廷贤在《万病回春》中记载治疗大头瘟疫："万历丙戌春，余寓大梁属瘟疫大作，士民多毙其症，闾巷相染，甚至灭门……余发一秘方，名二圣救苦丸，用牙皂以开关窍而发其表，大黄以泻诸火而通其里。一服即汗，一汗即愈，真仙方也。日夜塞户填门，应酬不暇，全活者不能胜数矣。但人禀之稍壮者，百发百中；其虚弱者，余先以人参败毒散，轻者即愈，如未愈，用牛蒡芩连汤可收全效。"刘奎所著《松峰说疫》中的辟瘟丹组成中亦包含了乳香、降真香、芸香等多味芳香药，被制成粉、散、丹、丸等剂型，通过佩戴、皮肤接触、吸入、燃熏等给药方式治疗疫病。余霖在《疫疹一得》中记载了乾隆年间暴发的热疫，创立了由白虎汤、黄连解毒汤、犀角地黄汤等方加减而成的清瘟败毒饮，救人无数，该方剂主治温疫热毒，气血两燔证，可清瘟败毒。

近现代，2009 年北京市政府主持研发的金花清感方为防治甲型H1N1 流感有效方剂；针对 SARS，运用达原饮治疗取得了确切效果；又如青蒿素治疗疟疾。2019 年新型冠状病毒肺炎疫情期间，辨病论治，推出通治方武汉抗疫方，为疫情的防控提供坚实支持。上述均为通治方的具体应用。

3. 治疫病思维　从现有的观点来看，似乎辨病论治与辨证论治大有不同，但有学者认为，专方论治法（即辨病论治）不但不是对辨证论治的否定，反而是对辨证论治法的一种补充，是对一部分辨证分型概率集中于一型的、呈正态性分布的疾病采取的一种针对性很强的治疗方法。在疫病治疗中，辨病论治先于辨证论治出现，而辨证论治又是辨病的拓展和演绎，因此辨病论治与辨证论治互为一体，互相补充。应对突发疫病，辨病论治、通治方可作为防治疫病快速而有效的措施。随着对疫病认识的深入，辨证论治可以为辨病论治提供细节的补充，为明确疾病分期，优化通治方提供详实而客观的资料。而且，普通内科疾病也可以按照此类方法制订诊疗方案。

二、个体辨证施治法

疫病的治疗，是以辨证论治理论为指导，根据证候表现，明确证候性质、病证类型、邪正的消长、有无兼证，以及患者体质属性等，然后确立相应的治疗原则和方法，选择适宜的方药，以祛除病邪，扶助正气，调整阴阳，促使患者恢复健康。辨证论治，又称辨证施治，见于《三因极一病证方论·卷之二·五科凡例》曰："故因脉以识病，因病以辨证，随证以施治，则能事毕矣。"辨证论治的过程，就是"理、法、方、药"运用于临床的过程。辨证论治思想萌芽于《黄帝内经》，其虽无"证"的名称，但在论述某些如疼痛、咳嗽、昏厥等病证时，已涉及脉象、症状、病因、病机、病位、病性等内容。张仲景在《黄帝内经》的基础上发展了辨证论治原则，并且升华出了"证"这一重要概念。其在《伤寒杂病论》中首先以"脉证"分篇立目，进行疾病分类，强调临证时要"观其脉证，知犯何逆，随证治之"。汉代以后，《伤寒杂病论》"证"的概念普遍应用于临床，辨证手段不断发展和深化，演化出了八纲辨证、气血津液辨证、脏腑辨证、卫气营血辨证和三焦辨证等。

晋唐时期多以脏腑经络辨证论治。其辨证是以脏腑经络结合外感六淫、内伤七情等致病因素来判断疾病的程度与部位，使辨证论治理论得到了充实与完善。《备急千金要方》《外台秘要》等著作是这一时期的代表作，这些著作虽以方、药的收集为主，但仍体现了辨证论治思想。

宋金元时期，医家们在长期理论探索与临床实践中，对辨证论治有了深刻的理解，创立了不少学术流派，以金元四大家为代表，补土派的李东垣、寒凉派的刘完素、攻下派的张从正、滋阴派的朱丹溪等，都对辨证论治的发展与完善做出了杰出贡献。作为攻邪派代表人物张从正，其治疟病善用伤寒方，如五苓散、白虎加人参汤、大小柴胡汤、大小承气汤等。李东垣重视脾胃，认为"百病皆由脾胃衰而生也，"他目睹当时疫病之严重，集平生所学编纂了《内外伤辨惑论》，还创制了普济消毒饮用于治疗大头瘟，该方可清热解毒，疏风散邪，对于风热邪毒患者极为有效，直到今天，此方仍是治疗痄腮和大头瘟的代表方剂。此外，刘完素在《伤寒标本心法类萃》中记载了关于疫病的治法："其治之法，自汗宜以苍术白虎汤，无汗宜滑石凉膈散，散热而愈。其不解者，通其表里，微甚，随证治之，而与伤寒之法皆无异也。双解散、益元散皆为神方。"益元散又名六一散，其组方为滑石六两，甘草一两，可通九窍六腑、生津液、祛留结，能令遍身结滞宣通，气和而愈。

明清时期，对辨证论治的研究，主要体现在对伤寒、温病及金元四大家学术思想的研究上。其间出版了大量医学论著和医案著作，尤其是医案类书籍是辨证论治的生动教材，阐明了辨证、立法、论治三者之间的关系，对医学实践的发展具有极大的意义。

明末著名的传染病学家吴又可吸取了前人宝贵的经验，自创了针对温疫病初起有显著效果的方剂，代表方当属达原饮，在治疗瘟疫时此方可开达膜原，辟秽化浊，使得邪气尽快从膜原溃散，疗效颇为显著。吴又可在治疗温疫的危重时期沿用前人方剂也取得了显著的效果，他将人参养荣汤用于温疫病后期危重症的调治，可治疗下后气血俱虚，阴液受损，微热尚存，夺气不语或大虚之危证见"怔忡惊悸，心内如人将捕之状，四肢反厥，眩晕郁冒，项背强直，并前循衣摸床、撮空等"。在《温疫论》中，对于邪毒瘀胃应"急证急攻"，须以猛药攻下，才能见奇效。在一日之内，吴氏先用达原饮，再用达原饮加大黄，最后急投大承气汤，攻下的力度一次比一次强，"大下"之后，"至半夜热退"，疗效显著，病情转危为安。对于失治、误治或缓治的温疫，正虚更盛，大实大虚，真正出现了"元神将脱"的危象，则急用人参养荣汤，待"虚候少退，速可屏去"，即要中病即止。若出现热伤血络，或蓄血留瘀，或热扰心营，则宜用犀角地黄汤清热解毒、凉血散瘀。

清代以叶天士为代表的医家尊古而不泥古，博览广采，勤于实践，将对温病的诊治向前推进了一大步。叶天士的主要贡献是创立了卫气营血辨证体系。倡导温病辨证应根据不同证候分为"卫、气、营、血"四个阶段，这样既可表明疾病的性质、部位、深浅、轻重，又可作为缓急论治的依据。叶氏明确指出："大凡看法，卫之后方言气，营之后方言血。在卫汗之可也，到气才可清气，入营犹可透热转气……入血就恐耗血动血，直须凉血散血。"强调了辨证在治疗疾病过程中不同阶段的重要性，这对温病的诊治起到了纲领性作用，使治病的水平大大提高。

近代，中医处境艰难，发展缓慢，但诸多医家仍坚持医疗实践，且对内、外、妇、儿各科疾病的诊治积累了新的经验，出版了新的论著，发展了辨证论治理论，丰富了中医学的内容。近代名医陈务斋擅长对疫病急危重症的治疗，在一例疫毒痢危重病人的治疗中，陈务斋将大承气汤组方药物每味加 2 倍，速进 3 服，泻稀胶黄之便数次，燥渴大减，急重除。

历史发展到现代，随着人们对疾病本质的认识不断深入，临床四诊经验日益丰富，辨证方法亦有了新的发展。1956 年石家庄流行乙脑，中医诊为暑温，用清暑泄热的白虎汤，将疗效发挥到极致。柴瑞霭曾在长夏会诊一例西医确诊的流行性乙型脑炎，病程四天，患者高热不退（体温 40℃），面色潮红，嗜睡明显，时有抽风，神智烦躁，身拘急没有汗，舌红苔白，脉浮弦数，右寸小紧。方用《温病条辨》新加香薷饮合《外台秘要》紫雪丹加味（香薷 10g，扁豆花 12g，厚朴 10g，金银花 20g，连翘 15g，羚羊角粉 5g，钩藤 12g，白僵蚕 10g，紫雪丹 3g），1 剂热退，转危为安。治疗急症的过程中，如果辨证是正确的，那么治疗效果将会很明显。2003 年，在"非典"的抗疫斗争中，中医发挥了巨大的作用。中医辨证为热毒期（气营两燔、毒瘀互结）的病人，应用 SARS 3 号方（生石膏、生地黄、水牛角等）清气凉营、解毒活血，同时配合使用醒脑静注射液、鱼腥草注射液、丹参注射液静脉点滴取得极佳效果；对于"非典"喘脱期，证型为宗气外脱者，应使用 SARS 6 号方（太子参、黄芪、山茱萸等）益气固脱、活血化瘀，配合丹参注射液、参麦注射液静脉点滴；若辨证为元气外脱时，口服中药汤剂 SARS 7 号方（吉林人参、淡附片、黄芪等）温阳固脱、活血化瘀，同时用丹参注射液、参附注射液静脉点滴。

对于此次新型冠状病毒肺炎危重病人，专家们多辨证为内闭外脱证，治宜开闭固脱，解毒救逆，拟方为四逆加人参汤、安宫牛黄丸（热闭）、紫雪丹。本型属危重症，根据急则治其标，治以开闭固脱，解毒救逆。新冠肺炎诊疗方案（试行第六版），对于危重型病人，即呼吸困难者需用机械通气治疗，伴有神昏，汗出肢冷，舌紫暗，苔厚腻或燥，脉浮大无根的患者，推荐处方为人参15g，附子10g，山茱萸15g，送服苏合香丸或安宫牛黄丸；也可使用一些中药注射液，例如参附注射液、生脉注射液、参麦注射液等；也可根据临床症状联合使用。

第二节　疫病治疗中医外治法

外治法是在中医整体观和辨证论治指导下，通过皮肤、诸窍、腧穴等给药来治疗疫病的一种方法，具有退热消肿、止痛解毒、醒神开窍等作用。与内治法相比，外治法具有起效快捷，使用方便、安全的特点，尤其对于难以内服药物的昏迷患者或小儿发热患者更为适用。可见，外治法与内服药的作用相辅相成。常用的外治法有以下几种。

一、针刺法

针刺是中国传统医学的重要组成部分，也是治疗瘟疫的重要方法，针刺的取穴尤为关键。因疫疠之邪侵入患者体内时，邪气受人体正气的排斥，往往被逐至躯体末部，或滞留在关节曲折之处，故末部与大关节部是邪气集聚之处，临床多于此处取穴。清代王崇一《针法穴道记》中载："时症，瘟疫痧症，霍乱转筋，头疼目眩，全身板滞，周转不灵：印堂穴（见血即止），两太阳穴（见血即止）"，"两臂屈泽穴（须出血少许），两腿委中（出血少许）"，"金针穴玉液穴（出血为要）"。清代陈汝钰的《痧惊合璧》记载治疗暑热时疫引起的"遭身肿胀痧：刺唇中尖，刺下嘴唇角，放下嘴离角三分各一针"，"放左右腋下各一针"，"刺腿弯青痧筋五针，出紫黑毒血，又刺指头毒血二十针"。

古人又根据病位辨证，选用相应的经络穴位，如明代高武《百症赋》云："岁热时行，陶道复求肺俞理。"清代王崇一《针法穴道记》中载治疗"时症"中"嗓疼，用三棱针针（天突），见血即止"；"舌硬，用三棱针（金津玉液）针碎出血为要"；"哑吧瘟症，此两穴（金津玉液）针（出血），尤为要紧"；"腹痛不休，再取丹田四面各一寸，针二分，见血即止"。

患者感染疫戾邪气，治法应当是驱邪外出，故常用刺血疗法，如清代李学川《针灸逢源》云："瘟疫六七日不解，以致热入血室，发黄身如烟熏，目如金色，口燥而热结，砭刺曲池出恶血，或用锋针刺肘中曲泽之大络，使邪毒随恶血而出，极效。"又如清代陈汝钰《痧惊合璧》载："触犯时气传染，或秽污之气相犯，必兼痧症，或多痰喘，或咽喉如哽，或心腹胀闷，烦躁发热，且治其痧，方可治本病……左腿弯有青筋数条，故昏迷痰喘，先刺其痧筋，出其毒血，倍用宝花散，微冷饮之。"古人常用绳带将肢体扎紧，使局部血管压力增高，血管暴露，再予针刺，以增大出血量。如清代廖润鸿所作《针灸集成》曰："虾蟆瘟：瘟热大炽，咽肿闭塞，口噤不语，不食，颔下亦肿……急以三棱针，贯刺头额上少阳血络及太阳血络，多出恶血，继以绸系其肩下臑上，即针刺左右尺泽大小血络及委中血络，并弃血如粪，则不日而饮水，神效。"

二、艾灸法

灸法是一种温热刺激疗法，具有增强机体抵御外邪的能力，古人常采用灸法治疗疫病。唐代孙思邈《千金翼方》曰："诸烦热，时气温病，灸大椎百壮，针入三分泻之，横三间寸灸之。"大椎位于第7颈椎棘突下凹陷处，为督脉俞穴，督脉为"阳脉之海"，可抵御邪气，疏散表邪，解肌清热。治疗疫病古人也常取任脉穴，任脉为生气之源、阴脉之海，取其穴可益气养阴，扶正祛邪，战胜疫疠之气。如唐代王焘《外台秘要》载："天行病，若大困，患人舌燥如锯，极渴不能服药者，宜服干粪汤。"同时灸巨阙"三十壮"。清代虚白子《太乙离火感应神针》灸气海穴，治疗"凝滞若痞，山岚瘴疠"。古人选用的其他任脉穴还有关元、阴交、神阙、水分、下脘、建里、膻中等。因任脉与腹部其他经脉均有交会关系，故古人也取其他腹部之穴。

灸疮溃破，犹如"开门驱贼"（《外台秘要》），可驱邪外出，故古人常采用此法治疗疫病。如《敦煌遗书》中载："头部中风，眩晕疼痛，被瘟疫所传染，以致昏迷，脑髓脉络衰退，头部外伤，于头顶向后至枕骨突起处，火灸九壮，即可治愈。""瘟热症：如果仍然昏迷不醒，于胸窝正后方脊背的'海鸟细本'和'布玛'两处，直接火灸十五壮。"

三、涂抹法

涂抹法主要是将药物或油涂抹于鼻孔内，其理论来源于《素问·刺法论》："天牝从来，复得其往。"其主旨是要守住鼻窍这一关，把疫气阻挡在鼻外。一般是将辛窜芳香药物研细，抹入鼻孔少许，通过鼻腔黏膜的吸收，或使病人打喷嚏，达到开窍醒神的目的。《救生集》记载："入病家不染方：香油调雄黄、苍术末涂鼻孔中。"如《敖氏伤寒金镜录》中所载的透顶清神散，"猪牙、皂角、细辛、白芷、当归各等分，上为细末。令病人先噙水一口，以药少许，吹鼻内，吐出水，取嚏为度；如未嚏，仍用此药吹入。"此方功能开窍醒神，主治"伤寒热蓄于内，舌见红色，不问何经；瘟疫之家，不拘已未患者；神识昏愦，人事不知。"取细辛、皂角，能刺激神经以开窍；配以白芷之芳香上达，当归之通脉舒筋，仿通关散之意以吹鼻取嚏。"

此外，还可以涂抹于穴位或其他部位。清代《松峰说疫》中记载："人马平安行军散，明雄、朱砂、火硝、枯矾、乳香（去油）、儿茶、冰片、麝香、硼砂、没药（去油）各等分，共为细末。点大眼角，男左女右。冰麝少加亦可。一点绞肠痧，二点气腰痛，三点重伤风，四点虫蝎伤，五点火眼发，六点走风痛，七点急心痛，八点急头痛，九点火牙痛，十点牛马驴。"较人马平安散加减了药味，从名字可以看出这是为行军将士准备的。此方用辟邪祛疫药和芳香除秽共同使用，既祛邪除疫，又调畅气机，此外还能治疗多种疾病。

四、敷贴法

敷贴法又称外敷法，是将药物制成膏药、擦剂、熨剂等，敷贴于一定的穴位或患部，以治疗疾病的方法。主治各种温病发热和局部热毒壅滞等病证。早在《内经》就有"内者内治，外者外治"的记载，历代医家应用敷贴外治更是不乏其人，记载甚多。清代吴师机编著了中医史上第一部外治专著《理瀹骈文》，吴师机言："外治之理，即内治之理；外治之药，即内治之药，所异者，法耳！医理药性无二，而法则神奇变幻。"药物均有偏性，尤其是大苦、大寒、大辛、大热之品，内服汤剂倘若辨证选药不当，不但不能解除疾病，反而易损伤脏腑功能，耗伤人体正气，促进病情变化，如吴师机言："所见不真，桂枝下咽，承气入胃，并可以毙，即一味麻黄、一味黄连、一味白术、一味熟地，用不得当，贻害无穷。"然敷贴疗法，系体外施用，药物不如内服药之直接影响人体脏器，作用较为和缓，如临床用甘遂敷脐通利小便消肿，附子敷涌泉引火下行，治小儿口疮，均不致伤阴伤阳，耗伤正气。也可把具有清热、解表、通达阳气的药物研细，常用大黄、山栀、生石膏、葱白等，用米醋或蛋清调成糊状，外敷涌泉穴或手足心处，包扎固定，4~6小时取下，具有迅速降温的作用，适用于壮热、烦渴，甚至神识昏迷的证候。把具有清热解毒、活血散瘀作用的药物研细，和醋或黄酒调敷肿痛之处，有消肿止痛退热作用，适用于局部肿痛，如痄腮、颜面丹毒等。如温毒肿痛可用水仙膏外敷，在敷后皮肤出现小黄疮者，改用三黄二香散。又如温病热盛衄血，可用吴茱萸、大蒜捣烂敷于涌泉穴，以引热下行而止衄。疟疾用二甘散（甘遂、甘草各等份）外敷神阙穴，或用毛茛捣烂外敷内关等穴。敷贴药物可随时根据病情及时移去或变更方向，比内服药安全、可靠。吴师机言："膏药治脏腑均妙者，善见其病则治，不走则迁，中病即止，亦无遗患，经所谓适其所是也。"对服药困难者运用敷贴疗法从外而治，可免除服药之苦，且不用煎煮，方法简便，易于接受。

五、吹药法

吹药法，中医学外治法之一。将药物研成极细粉末，用细竹管、鹅翎管或特殊吹药器具，将药物吹入一定部位的一种给药方法。若吹于鼻腔，称吹鼻疗法，可治头面部及五官科疾病；若将药末吹入喉部，称吹喉疗法，主治咽喉部疾患。由于吹药所达部位不同，患者所取姿势也不相同，总之以适合药末到达患处为准。通常采用喷药粉器，形似扁圆形长嘴油壶样，也可用芦管、细竹管或纸卷成细管代之。吹鼻时，令患者口含水或吹时暂时屏气，以防药物误入气道，引起呛咳或喷嚏。吹喉时，动作轻柔、准确，防止恶心、呕吐。

吹鼻疗法适用于温病热入心包或中暑神昏，代表方如朱丹溪的通关散（细辛、皂角按 6：1 比例），治严重的高热头痛或神昏、呼吸不畅、鼻塞等症。又用蟾酥、冰片、雄黄各 2g，牛黄 1g 研细，取少许放入鼻孔以取嚏，可治疗中暑昏迷、猝倒、牙关紧闭等症。

吹喉疗法治疗烂喉痧咽喉红肿糜烂，具有解毒消肿、利咽清热的作用，代表方如锡类散，药物组成为象牙屑、青黛、壁钱炭、人指甲（滑石粉制）、珍珠、冰片、人工牛黄，每用少许，吹敷患处，每日 1~2 次；冰硼散药物组成为玄明粉 15g（风化），朱砂 1.8g，硼砂 15g（炒），冰片 1.2g。吹鼻和吹喉的药量不宜过多，以免进入气管；高血压、脑血管意外、癫痫病人不宜使用取嚏法。

第三节　疫病治疗其他方法

一、符咒法

咒语也被认为是借助神的命令使疫病远离人体的祛瘟方法之一。咒语，亦称为"神祝"，是由特定符号和特定音符所组成，也被认为是上天授予的神圣要语，可以用来召请真神替人除邪愈疾。

道教在防治瘟疫时经常伴随使用咒语，道教法师作为行咒者，通过咒语对鬼神进行命令或祈求，以求达到消灾灭祸和祛除邪祟的目的。据研究发现此法是通过心理暗示，改善情绪，扶助人体正气。心理暗示有部分效果但不可以代替治疗，生病必须及时去医院接受治疗，切勿迷信。

《灵宝无量度人上经大法》云："咒者，上天之密语也，群真万灵，随咒呼召，随气下降。"咒语代表上天的旨意，故被认为具有祛除瘟疫的功效。据东晋《神仙传》记载，活跃于献帝时期的道士董奉因"日为人治病，亦不取钱"而闻名，据云，他曾以咒术和神奇的疗法治愈"疠疾"和"精邪所魅之病"。晋代葛洪在《抱朴子》中也认可了咒术在防疫方面的作用，葛洪表示，通过实施咒法可免疫于未患病之人，使其可与病人同床而不染病。他在针对疟疾的防治方法中提到，可通过咒术驱逐疟鬼，从而预防疟疾的发生，"未发头向南卧，五心及额、舌七处，闭气书鬼气。咒法：发日执一石于水滨，一气咒云：智智圆圆，行路非难；捉取疟鬼，送与河官。急急如律令。投于水，不得回顾。"

唐·孙思邈在《千金翼方》卷29第7篇"禁瘟疫时行"和第8篇"禁疟病"，以及卷30中也收录了诸多驱逐疫鬼的禁咒术，如治疗贵客忤气、瘟疫时气、疟病、疮肿、龋齿、目痛、金疮、蛊毒、遁注、邪病、蛇毒、狼狗咬伤等。如禁时气瘟疫病法："天封吾以德，地封吾以道。吾奉天威取地武，吾遇石石烂。按症症散，左达右贯，贯骨达体，追病所在，何邪敢进，进者斩死。北斗七星饮汝血，叱叱灭手下。急急如律令。"宋代官修医书《太平圣惠方》《神医普救方》《圣济总录》《太平惠民和剂局方》，以及前代医书、道书等保留了大量的符篆、禁忌和咒语等。

宋徽宗敕编《圣济总录》之符禁门列有专门的"禁瘟疫法"，指出"知祝禁之术，治病良法，仁政先务也"，"用之有应否者，特在于正与不正之异耳"，"若乃存心定气，称诵神名，丹书符印，为驱除攘辟之法，使神藏安宁，邪气自去，夫岂小补"。书中保存的咒语和符篆，包括禁时气温疫病法、禁时气法、禁疫鬼文、禁时气瘟疫法、度恶世禁法、禁时气却疫法、禁温疫法、唾时行头疼法、禁病敕粉大法、禁温鬼法、敕治寒热符咒、辟温疫邪注伏尸符咒、驱辟五方温魔咒、北帝驱五方神魔大咒和禁疟法等，主治"伤寒热病，温病，时行疫疠，所感不同，其证相类，率皆风邪毒气之伤人"。见图1。

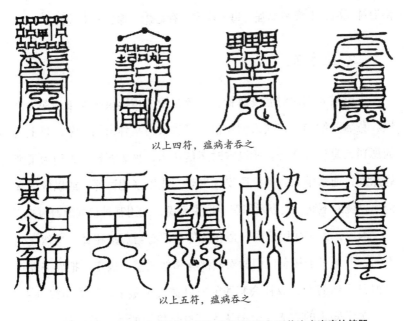

以上四符，瘟病者吞之

以上五符，瘟病吞之

图1 宋代官修医书《神医普救方》和《圣济总录》所载治疗瘟疫的符咒

明代《遵生八笺》记载：除日以合家头发烧灰，同脚底泥包投井中，咒曰："敕令我家眷属竟年不害伤寒，避却五瘟疫鬼。"《本草纲目》中记录："除夜有行瘟疫使者，降于人间。以黄纸朱书'天行已过'四字，贴于门额，吉。"

《松峰说疫》记载一法："发泥投井。除夜，以合家头发烧灰，同脚底泥包，投井中。咒曰：我家眷属，不害伤寒，瘟魔远遁，四季平安。急急如九天金轮王敕令。"又有"除夜有行瘟疫使者，降于人间。以黄纸朱书'天行已过'四字，贴于门额，吉。""凡入瘟家，常以鸡鸣时，默念四海神名三七遍。百邪不犯。东海神呵明，西海神巨乘，南海神祝融，北海神禺强。每入病室，存心念三遍，勿退场门。"

二、巫术法

古时候人们面对瘟疫流行、死者相籍的情形束手无策，深为恐惧。莫名其妙的死亡使人们相信，疾病来自某种未知力量，是上天的惩罚或是鬼神作恶。所以古时迷信法术、巫医盛行，人们为了消病除疫，通常采取各种手段安抚鬼魂，或以祭祀讨好，或以虔悔来消除鬼魂的不满，或表示屈服以取悦鬼魂，或用某种仪式驱赶疫鬼。

因此，大多数民族的习俗和信仰，都有与瘟疫相关。虽然文化不同，但是对于侵袭他们的疾病都有相似的基本假定：把瘟疫理解为神对于他们个人或社会犯罪的一种谴责或报复。因为秦汉以来，缺乏医学知识的古人，普遍认为瘟疫是鬼怪所致，对这种高传播、高致死的现象恐惧不已。

《山海经·卷五·中山经·中次四经》对于瘟疫有着详细而恐怖的描绘："又东二百里，曰太山，上多金玉、桢木。有兽焉，其状如牛而白首，一目而蛇尾，其名曰蜚，行水则竭，行草则死，见则天下大疫。"

中国古代有一种驱除疫病鬼魅的舞蹈形式——傩。这是原始社会形成的一种巫舞。《礼记》说："傩，人所以逐疫鬼也。"《吕氏春秋·季冬纪》说：腊岁前一日，击鼓驱疫，谓之逐除。"民间一年有三次定期的驱鬼活动，在春、秋、冬三个季节。春天的傩称为国傩，在春夏之交进行，要杀牲，在各交通道口的入口处祭祀，以禳祸患。

因为春气将完结之时，厉鬼会出行四方，疫病流行，就会发生死丧之事，因而要驱鬼行傩。第二次是在秋季，国君实行傩祭，因为秋天是刑杀的季节，天子实行傩祭，名为"除过时之阳"，实为防止厉鬼报复。第三次在冬末腊月，在四方交通道口杀牲驱鬼。因为四方司鬼之长都在此时出现，坟墓之气会成为厉鬼为灾，所以要大傩祭。在历代史书中，大傩驱疫都是作为一种正式的礼仪来记载。

在春秋战国时期很多人就开始对巫术持怀疑态度，如据《论语·述而》记载：孔子患了疾病，子路请求他去祈祷，孔子问："有这么回事吗？"子路说："有之。"孔子说："丘之祷久矣。"以委婉的方式拒绝了子路关于祈祷的请求，孔子对向鬼神祈祷抱怀疑态度，曾有名言"子不语怪力乱神"。

《史记·扁鹊列传》中，名医扁鹊就认为病有"六不治"，其中就有"信巫不信医"。隋朝实行科举制后，中央设太医署，隶属于太常寺，是主管医政管理和医学教育的机构，再加上医药知识的普及，很多地方长官不信鬼神，不听巫术，使得每次疫情谣言能得以有效控制。

参考文献

[1]　王新华.中医基础理论[M].北京：人民卫生出版社，2001.

[2]　刘佳缘，王宇，陈艳焦，等."辨证论治"词语源流考[J].中华中医药杂志，2016，50（6）：28-34.

[3]　班光国.辨证论治源流之研究[D].石家庄：河北医科大学，2006.

[4] 宋美芳，侯雅静，卞庆来，等.中医辨证方法体系概述 [J].湖北中医药大学学报，2018，20（3）：46-50.

[5] 王迪，孙忠人，张勤宏，等.浅谈中医辨证的溯源 [J].中医药学报，201，41（1）：1-4.

[6] 孙晓光，赵艳，彭越.叶氏卫气营血理论与对仲景学说的继承和发展 [J].世界中西医结合杂志，2012，7（5）：374-376.

[7] 李惠，郑欣，张群测，等.经络辨证在针灸临床实践中的指导应用 [J].针刺研究，2010，35（2）：142-145.

[8] 徐喆，王兴华.浅谈陈延之《小品方》[J].长春中医药大学学报，2011，27（2）：317-318.

[9] 王玉贤，韩经丹，范吉平.浅议伏邪与传染病发病 [J].中国中医基础医学杂志，2014，20（2）：187-189.

[10] 李国桥，宋健平，邓长生，等.Moheli 岛快速灭源灭疟法实施 1 年报告（英文）[J].广州中医药大学学报，2010，27（1）：90-98.

[11] 国家卫生健康委办公厅.关于印发新型冠状病毒感染的肺炎诊疗方案（试行第七版）的通知 [EB/OL].（2020-03-04）[2020-03-25].

[12] 吴英杰，付小宇，张新雪，等.基于"三因制宜"原则探讨新冠肺炎不同中医方案的差异性 [J/OL].中国实验方剂学杂志：1-9[2020-03-20].https://doi.org/10.13422/j.cnki.syfjx.20201326.

[13] 刘立公，顾杰，杨韵华.时病瘟疫的古代针灸治疗特点分析 [J].上海针灸杂志，2004，39-40.

[14] 来建琴.敷贴疗法临床应用体会 [J].现代中西医结合杂志，2008，17（10）：1534-1535.

第五章 药膳

第一节 药膳概述

药膳是中医药学的重要组成部分，是在中医理论指导下，研究中药与食物、食物与食物配伍关系，以达到防病治病、康复保健、养生延年为目的的一门实用学科。随着阴阳五行学说、精气学说、药食同源学说的形成，药膳学有了进一步的发展，相继形成四时进补、辨证施膳、三因制宜等药膳学思想。药膳多为药食两用中药配伍而成，故能发挥多方面的治疗作用。在疫病善后环节，药食两用中药能发挥祛除余邪、促进机体康复之作用，可根据余邪性质组合应用，祛除余邪，缩短病程。如《伤寒杂病论》中以猪肤汤治疗疫病后阴伤咽痛，甘麦大枣汤治疗精神恍惚、悲伤欲哭等精神类疾病；《温病条辨》中以梨汁、荸荠汁、鲜苇根汁、麦冬汁、藕汁制成五汁饮，以治疗疫病伤津之口渴。在药食两用中药配伍的药膳中，清热类药膳、解表类药膳和补益类药膳最常用于疫病的防治与调护。张锡纯在《医学衷中参西录》中提出了清热类药膳方石膏粳米汤，本方含粳米、石膏两味药，颇适用于疫病高热患者，且具有祛邪不伤正、清热不伤胃之优势。在新冠肺炎诊疗方案中推荐了以石膏为主药的清肺排毒汤等方剂，可与该药膳方搭配应用。《慈禧光绪医方选议》中记载有以青果、甘菊、桑叶为主原料的生津茶，该方既可作为阴虚之人预防感冒的保健饮品，又可用于疫病后期热伤津液之调摄。此外，也有用于预防疫毒痢疾的马齿苋包子，用于透疹解毒的芫荽发疹饮，用于发散风寒的紫苏鲫鱼汤等。药食两用中药药膳的应用形式简便，毒副作用小，民众乐于接受，防疫应用前景好。

1. 整体观念 中医学认为人体是一个有机的整体，人与自然界也是一个有机的整体，人体阴阳平衡、气血调和，才能保证人体的健康。人生于自然界，禀受天地阴阳之气而生，应与自然界的气候、环境的变化相适应。气候异常、过度劳累、七情失宜、饮食不节等因素使气血、阴阳失衡而生病。同样自然界出产的食材、药材也禀受天地阴阳之气，具有四气、五味，用食物、药物的偏性来调节人体的气血、阴阳的失衡，即是药膳治疗的根本所在。因此，药膳运用时要分析患者的体质、病机特点、地理环境、季节时令等，针对性地选用不同的食材、药材，调配适当的药膳，以达到治疗目的。

2. 阴阳平衡 《素问·至真要大论》指出："谨察阴阳所在而调之，以平为期。"药膳正是在阴阳平衡理论指导下，采用补其不足，损其有余的方法，使阴阳偏盛偏衰失调现象复归于相对平衡协调的正常状态。

3. 三因制宜 三因制宜即因时、因地、因人制宜，是指治疗疾病要根据季节、地理环境、饮食习惯，以及人体的体质、性别、年龄等不同，正确地辨证或选食配膳的治疗方法。疾病的发生、发展与转归受时令气候、地理环境、患者体质等多方面因素的影响。因此，在施膳时强调，要把人置身于天地之间，遵循自然界的变化规律及地域的特性，根据个体情况"因人制宜"。"三因制宜"具有一定的时间空间性，是多维立体感中形成的辨证思维，做到"组药有方，方必依法，定法有理，理必有据"。另一方面，"三因制宜"也应该适应患者脾胃吸收和运化功能，据此调整食物的色、香、味、型、质以刺激食欲，同时，顾及个人嗜好，选择适当的烹调方法。

4. 辨证施膳　通过望、闻、问、切四种诊断方法，运用中医藏象、经络、病因、病机等基础理论对患者表现的症状体征进行综合分析以判断疾病证候类型的过程称作辨证。根据辨证的结果给予相应的治疗措施称作论治。若采用药物疗法称为辨证施药，采用食物疗法就称作辨证施膳。

第二节　药膳应用法则

1. 饮食有节　"饮食有节"就是指饮食要有节制。其包含两层意思，一是进食时间要有规律，即按时进食。二是数量上要有节制，不过饥过饱，即定量。

2. 五味调和　传统医学从四气五味分析食物的作用，药膳根据食物的性味归经来调节人体阴阳，滋养五脏六腑，预防疾病。味可养人，也可伤人，偏嗜五味，导致饮食五味太过就会损伤人体。五味调和，才能保障人体健康，才能享有天赋的寿命。

因此，药膳应用应"谨和五味"，准确分析食物的功效，根据食性选择食物，以达到补充气血津液、协调阴阳平衡的目的。五味均衡，避免五味太过、不及，是食疗的基本配伍原则。谷肉果菜，合理搭配，五味均衡，才能补益调理人体阴阳气血，取得理想的食疗食养效果。

3. 食法禁忌　食忌即通常所说的忌口，是药膳应用法则之一。凡是对食用者的健康不利，影响药物治疗效果的食物都应忌而不食。忌口应根据患者的体质、年龄、疾病状况、气候季节和患者所处的地域等多种因素综合参考。恰当的忌口会增强药物的效果，无谓的忌口，轻则毫无意义，重则反而影响食疗的效果。

4. 不可妄补　传统观念认为一补治百病。按照中医进补的原则，食补要根据人体状况，有针对性地进行调补，这样才能够达到调整脏腑功能平衡的作用，否则适得其反。

第三节　药膳的选材与制作

一、药膳的选材

食物种类繁多，涉及"谷肉果菜"，《素问·脏气法时论》云："五谷为养，五果为助，五畜为益，五菜为充。"指出谷物（主食）

是人们赖以生存的根本，而水果、蔬菜和肉类等都是辅助、补益和补充主食。除此之外，调味品、香料、茶和代茶饮品也属于食物。药膳原料常见划分为三类：食物原料，中药原料，另外一种原料介于食物和中药之间，既是食物，又是中药，称为药食两用原料。

1. 药食同源　"药食同源"始于神农尝百草，古人认为食物和药物一样具有性味，包括四气五味、归经和升降沉浮，都具有食养和治疗的作用。药物和食物不仅起源相同，而且有许多相似的特点和功效，药物和食物之间并无绝对的分界线。很多药物本身就是食物，具有饱腹之功；很多食物本身也是药物，一定程度可以预防疾病。

2. 性味归经　药膳配方选用的药材和/或食材均具有四气（寒、热、温、凉）、五味（辛、甘、酸、苦、咸）、升降沉浮，以及药物归经等特点，也称为药性和食性。因药性、食性的不同，作用各异，故在施膳前要考虑所选食材、药材的四气五味及归经。

3. 七情合和　药物与药物、药物与食物的配伍，产生协同作用而增进疗效，产生互相拮抗作用而抵消、削弱原有功效。因此，在药膳处方时应注意药材及食材间的相互作用，中医学将常见配伍关系总结为七个方面，称为药物的"七情"，即单行、相须、相使、相畏、相杀、相恶、相反。所以在应用药膳防病治病中，应该十分重视七情合和的重要作用。

4. 配伍禁忌　药膳是取药物之性，用食物之味，食借药力，药助食威的一类特殊膳食，中药材是药膳制作的主要原材料之一，在进行食物的炮制、配伍和应用时都应该遵循中医理论，使之作用相互协调、相互补充。所以，药膳配伍有严格的配伍禁忌，其中主要包括十八反、十九畏等方面。

5. 鲜活原则　关于药膳食材的选择，蔬果类食物应以合时令、成熟、新鲜为原则。肉类食物应以新鲜，宰杀不久，保存设施完整，保藏方法恰当为原则。尽量不选不合时令和腌制，以及保存过久的食物。

二、药膳的制作

药膳的主要原料是中药和食物，它必须寓药于食，寓性于味，融中药功效与食物美味于一体。因此，也就必须以精湛的烹调艺术为手段，借助炖、焗、煨、蒸、煮、熬、炒、卤、烧等中国传统烹调方法，按中医理论和患者需要调配好药膳的主料和辅料，制成色、香、味、形兼具的食品。

第四节　历代防治疫病药膳应用举例

一、汉代

竹叶石膏粥

【**食方来源**】《伤寒论》。

【**功效主治**】清热生津，和胃除邪。

【食方组成】鲜竹叶 20g，生石膏 20g，麦冬 30g，生甘草 10g，粳米 150g。

【制作方法】将以上材料洗净，生石膏先煮 20 分钟，再加入鲜竹叶、生甘草同煮约 10 分钟。将以上各味细筛滤汁，与麦冬、粳米同煮至熟，加白糖适量搅匀即可。

【食用方法】每日 1 次，早餐食用。

【按语】本方针对疫病之后，余热未清，正气未复，而见神疲乏力、口渴引饮、纳差食少、心烦少寐等症。方中竹叶、石膏两药合用，味辛性甘而清热除烦、发散余热；甘草、麦冬之甘平益肺安胃、补虚生津。粳米富含蛋白质、人体必需氨基酸、脂肪、钙、磷、铁及 B 族维生素等多种营养成分，具有健脾和胃、补中益气、养阴生津、除烦止渴等功效，对滋养人体阴液和肾精大有裨益，最适宜体虚和老年人群。诸药合用，使热祛烦除，气复津生，胃气调和，诸证自愈。

【注意事项】对于平素痰湿较甚、阳虚发热者应当忌用。

苇茎二络饮

【食方来源】《金匮要略》。

【功效主治】清肺化痰，逐瘀通络。

【食方组成】鲜芦根 20g（干品减半），薏苡仁 15g，桃仁 10g，冬瓜子 10g，丝瓜络 10g，橘络 10g。

【制作方法】将以上材料洗净，桃仁捣烂如泥，加入苇茎、薏苡仁、冬瓜子、丝瓜络、橘络同煮约 30 分钟。将以上各味细筛滤汁，调入蜂蜜适量即可。

【食用方法】每日 1 次，5~7 天为一疗程。

【按语】本方针对疫病之后伴肺纤维化者，表现为胸闷气短、身有微热、咳嗽痰多、胸胁隐痛、纳食不馨、小便不利等见症。方中鲜芦根甘寒轻浮，善清肺化痰；冬瓜子味甘性寒，具有清热化痰、利湿排脓之功，能清上彻下，肃降肺气，与芦根配合能清肺宣壅、涤痰排脓；薏苡仁甘淡微寒，上清肺热而排脓，下利肠胃而渗湿；桃仁活血逐瘀，可助消痈；丝瓜络性凉味甘，橘络性平味甘苦，二者取类比象，外合肺脉，具有行气通络、化痰解毒等功效。

【注意事项】孕妇忌用。

二、元代

桂沉浆

【食方来源】《饮膳正要·卷二》。

【功效主治】祛湿逐饮，生津止渴，顺气。

【食方组成】紫苏叶（锉）一两，沉香（锉）三钱，乌梅（取肉）一两，砂糖六两。

【制作方法】以上四味，用水五六碗，熬至三碗，滤去滓，入桂浆一升，作浆饮之。

【食用方法】直接饮用。

【按语】膳方中紫苏解表散寒、行气和胃，沉香温中止呕、纳气平喘，乌梅敛肺生津，三者合用并以砂糖调味，散中有收，升中有降，共同恢复肺之气机运行，肺炎恢复期使用。

【注意事项】根据第六版诊疗方案，本膳适用于新冠肺炎恢复期气阴两虚证，不适用于重型及危重型患者。

三、明代

桃仁降香粥

【食方来源】《多能鄙事》。

【功效主治】益气养血，活血止痛。

【食方组成】桃仁 10g，生地黄 30g，红芪 10g，降香 5g，粳米 100g。

【制作方法】将以上材料洗净，桃仁捣烂如泥，加入红芪、生地黄、降香同煮约 20 分钟。将以上各味细筛滤汁，同粳米煮粥。

【食用方法】每日 1 次，5~7 天为一疗程。

【按语】本方针对疫病之后伴肺纤维化者，表现为胸闷气短、咳吐黏痰、胸胁隐痛、食欲不振、大便干结等见症。方中桃仁苦甘性平，功擅破血行瘀、润燥滑肠；生地黄甘苦性凉，逐血痹、益阴血；降香味辛性温，化瘀理气，降气辟秽；红芪，色红润，性温味甘，富含红芪多糖、人体外源性氨基酸、硒等多种微量元素，能明显诱导多种免疫因子的生成，提高肺通气功能，改善肺间质纤维化。以粳米煮粥，取其补中益气、健脾和胃、培土生金之意。

【注意事项】用量不宜过大；孕妇、儿童忌用；有出血倾向者慎用。

神仙粥

【食方来源】《坚瓠集》。

【功效主治】益气通阳，扶正避疫。适用时疫流行期间普通人群的预防。

【食方组成】葱白 5 根（连根、叶），生姜 5 大片（捣碎），白糯米 150g。

【制法方法】用水 900mL，加葱白、糯米，煮清粥 400mL，入老醋 75mL，和匀即可。

【食用方法】趁热饮之，食粥后覆被而卧，以微汗为度。

【按语】方中葱白味辛、温，入肺、胃经，辛而带润，温而不燥，有通阳发表、解毒止痛之功；生姜辛温发散，可疏散表邪，温胃止呕；葱白和生姜同用，葱助姜力，姜借葱功，相得益彰，配以糯米补养，祛邪不伤正，而又以酸醋敛之，共奏益气通阳、扶正避疫之功。

【注意事项】本品为辛温之剂，素有阴虚内热及热盛之证者忌食。

四、清代

五叶芦根饮

【食方来源】《温热经纬》。

【功效主治】宣上畅中，清利余邪。

【食方组成】藿香叶 5g，薄荷叶 5g，鲜荷叶 5g，佩兰叶 10g，枇杷叶 10g，鲜芦根 20g（干品减半），冬瓜 50g。

【制作方法】将上述材料洗净；先以冬瓜、枇杷叶煎汤代水，约 500mL，再加入其他材料共煮 10 分钟，根据个人口味调入白糖即可。

【食用方法】每日 1 剂，凉时微温，代茶频饮。

【按语】本方针对疫病之后，余毒未尽，蒙蔽清阳，胃气不舒，脘中微闷，知饥不食，小便不利，大便不爽等症。方中薄荷叶味辛性凉，可疏风清热、清利头目、利咽透疹；荷叶味苦性平，能清利湿热、升发清阳；枇杷叶味苦微寒，能清肺化痰、降逆止呕；"三叶"合用，气味轻清，宣上、畅中、渗下。藿香叶与佩兰叶组成的"二叶"，芳香辛散不烈，微温化湿不燥，能化湿醒脾、解表透里。鲜芦根味甘性寒，有清热除烦、生津利尿之功；冬瓜味甘性寒，有消热化痰、利水消肿之效。全方合用，辛凉清解余热，辛温化湿醒脾，甘凉生津利尿，共奏清利湿热、健脾醒胃、生津止渴之功。

【注意事项】此茶性偏寒凉，脾胃虚寒腹泻者、畏寒肢冷者则不宜饮用。

五汁润肺饮

【食方来源】《温病条辨》。

【功效主治】清热润肺，生津止渴。

【食方组成】梨汁 30g，荸荠汁、藕汁各 20g，麦冬汁 10g，鲜芦根汁 25g。

【制作方法】将以上材料洗净，麦冬切碎，梨去皮、核，荸荠去皮，藕去皮、节，然后以洁净的纱布或榨汁机绞挤取汁，和匀凉饮，如无鲜芦根、鲜麦冬，亦可选用干品另煎和服。

【食用方法】每日 1 剂，代茶频饮。不甚喜凉者可隔水炖温服。

【按语】本方针对疫病之后，余邪未尽，热灼津伤，而见热后口渴，咽干咽痒，干咳少痰，或兼黄痰，皮肤干燥，咽干口渴等症。方中梨可清肺除热；藕具有清热润肺、凉血行瘀之效；鲜芦根可清热除烦、生津止渴；麦冬可润肺养阴、清心除烦；荸荠具有清热化痰、消积除湿之功。合而用之，可清肺除热、养阴生津。

【注意事项】对于平素脾胃虚弱及孕妇应当忌用。

青蒿粥

【食方来源】《温病条辨》。

【功效主治】清热退烧，除瘴杀虫。

【食方组成】鲜青蒿 100g，粳米 50g，白糖适量。

【制作方法】收集新鲜青蒿，洗净后绞取药汁 30~60mL；粳米洗净，浸泡半小时后捞出沥干，放入锅中，加入约 1000mL 冷水煮粥，待粥熟后，倒入青蒿汁，加糖搅拌，煮沸即可服食。

【食用方法】趁热温服，每日 3 次。

【按语】本方治疗阴虚发热或原因不明的低热，加鳖甲 15g；疟疾发热，加鲜荷叶或黄连 10~15g。方中青蒿苦寒清热，辛香透散，可解暑、截疟、凉血、退虚热。粳米性平、味甘，具有补中益气、平和五脏、止烦渴、止泄、壮筋骨、通血脉之功，二者合用，对阴虚发热者疗效甚佳。

【注意事项】本药膳阳虚发热者忌用。

五神汤

【食方来源】《惠直堂经验方》。

【功效主治】解表防疫，益气和中。适用于外感病流行期间的普通人群的预防，也适用于风寒感冒初起症状较轻者。

【食方组成】荆芥、苏叶、生姜各 10g，茶叶 6g，红糖 30g。

【制法方法】将荆芥、苏叶、生姜切成粗末，与茶叶一同放入瓷缸内，用开水冲泡，盖严；将红糖放入碗内，将开水浸泡的药液，趁热倒入，与红糖拌匀，置文火上煮沸即可。

【食用方法】趁热饮下，饮后覆被而卧，取微汗出，剩余汤液煮热代茶饮，每日 2 次。

【按语】方中荆芥为轻扬之品，可祛风解表，善治外感诸症；苏叶为辛温发散之品，能解表散寒，开宣肺气，常与生姜相须配伍，以增强解表宣肺之功；茶叶苦甘而凉，可解百毒，清头目；红糖甘温，既可温中散寒，助诸药发散邪气，又可作为调味品，缓诸药辛辣苦涩之异味。本方作用和缓，为祛风、解表、防疫、和中之轻剂。

【注意事项】阴虚内热及表虚自汗者忌食，外感表证属风热者忌食。

姜糖饮

【食方来源】《说疫全书》。

【功效主治】祛寒除湿，避秽防疫。适用于四时疫气流行期间寒湿体质明显人群的预防。

【食方组成】艾叶 10g，鲜生姜 30g，红枣 6g，红糖 100g。

【制法方法】将鲜生姜榨汁，过滤取生姜汁；生姜渣同艾叶、红枣一同煎煮取滤液；最后将生姜汁、滤液合并，加热浓缩至一定程度，加入红糖，小火浓缩至膏状即可。

【食用方法】取本品适量，用温开水或温奶调服；或加水一碗，鸡蛋一个，煮蛋花服用。

【按语】方中艾叶辛香而温，味苦，入肝、脾、肾三经，善走三阴逐寒湿，暖气血而温经脉，温中阳而避疫疠，是历代祛疫之要药；生姜辛温发散，可温肺解表，温胃止呕，是治疗外感病之要药；红枣补阴养血，补脾和胃，并能缓和艾叶、生姜温燥辛辣之性，加红糖以养胃和血，又能矫味。全方选药精当，功效专一，不失为祛寒除湿、避秽防疫的药膳良方。

【注意事项】素体阴虚，或湿热内蕴，或外感风热者忌食。

五汁安中饮

【食方来源】《新增汤头歌诀》。

【功效主治】生津润肺，清热解毒。

【食方组成】藕汁、甘蔗汁、梨汁、山楂汁、韭菜汁各 50mL。

【**制作方法**】以上五味置入碗中，再放入锅中，隔水缓缓炖熟，置冷服用。

【**食用方法**】每日 1 碗，频频服食。

【**按语**】本方针对疫病之后余热未清、津液亏损，症见口燥咽干、形体消瘦、干咳无痰、心烦不宁等症。水梨性寒味甘，具有清热泻火、生津止渴、养阴润肺、化痰止咳之效；藕性寒味甘，生食有清热生津、凉血散瘀等功效，能治热病伤津之口渴、小便短赤等症；甘蔗性寒味甘，若热服则性平，主治汗出过多、心烦口渴、口干舌燥等症；韭菜性温味甘辛，有补肾助阳、温中开胃、降气散瘀等功效；芦根汁性寒味甘，有清热生津、止呕除烦之功，主治热病伤津、烦热口渴、肺热咳嗽等症。五味合用有滋阴益肺、生津止渴、清解余热之功。

【**注意事项**】脾胃虚寒、食后腹胀、大便稀薄者，不宜食用。

第五节　凉茶与防疫

凉茶是岭南地区人民根据当地的气候、水土特征，在长期预防疾病与保健过程中，以中医养生理论为指导，以中草药为原料，配制出来的一种具有清热解毒、生津止渴、祛火解湿等功效的日常饮品。因其浓郁的岭南特色和丰富的文化遗产价值，2006 年凉茶成为国家非物质文化遗产。

岭南地区气候潮湿闷热，炎炎酷暑，自古以来这里就是瘴疠常发之地，也是瘟疫高发地区。为了防治瘟疫，除湿清热，岭南地区的人民常要服用败火去湿、防暑防痢的中草药茶，这种茶又称作凉茶。经过时间的积淀，慢慢形成了具有地域特色的凉茶文化。凉茶文化作为中医药文化的代表之一，在我国几千年的养生实践中已被证明在调理健康方面具有一定作用。历史上用凉茶处方帮助疫情防治早有先例。

东晋·葛洪《肘后备急方·卷二》治瘴气疫疠温毒诸方第十五中记载了很多治疗岭南热毒上火及传染病的药方，如"度瘴散，辟山瘴恶气，若有黑雾郁勃及西南温风，皆为疫疠之候方：麻黄、椒各五分，乌头三分，细辛、术、防风、桔梗、桂、干姜各一分，捣、筛，平旦酒服一盏匕。辟毒诸恶气，冒雾行，尤宜服之。"从上述药方名就可以知道，这些都是道教方士们用来治病的药方，其中草药是方士们针对广东独特的温湿气候，用来治疗瘴疠、四时感冒、恶寒发热、温热上火等症状，其功效与后世的凉茶有异曲同工之妙，而且每逢瘴疠大作、瘟疫横行的时候，各道观的真人、方士们就会设置摊位发放"符水"，救济百姓，解除人们的病痛。

宋代文献尚未有"凉茶"记载，但常用"仙人"所授专方治疗，如宋·周去非《岭外代答》记载："南方凡病，皆谓之瘴""治瘴不可纯用中州伤寒之药，苟徒见其热甚，而以朴硝、大黄之类下之，苟所禀怯弱，立见倾危。昔静江府唐侍御家，仙者授以青蒿散，至今南方瘴疾服之，有奇验。其药有青蒿、石膏。"

至元代，有关于"凉药"的记载。据考证，这种"凉药"指的是具有清热解毒功效的汤药，治疗暑温疫瘴。如元·释继洪《岭南卫生方》中记载当时广东时常瘴疠成灾，为病痛所困扰的人不计其数，"其年余染瘴疾特甚，继而全家卧疾……胸中痞闷烦躁，一则昏不知人，一则云，愿得凉药清利膈脘。余辨其病，皆上热下寒。皆以生姜附子汤一剂，放冷服之。即日皆醒，自言胸膈清凉，得良药而然。"这里的凉药，大多用黄连、大黄、黄芩等生草药煎煮而成，其品种主要有养胃汤、神术汤、生姜附子汤、干姜附子汤、冷汤、参附汤、附子理中汤、真武汤等，均为治疗岭南瘴疠、伤寒头痛、痰逆呕吐、汗多烦躁等祛毒败火的汤药。当时的人们在药店能买到配好的凉药，有的药行事先煎煮好，患者买来可以直接服用。

至明代，我国茶饮中配以药物已十分普遍，如李时珍的《本草纲目》中就记载了多种茶和其他中草药配成的药方。如：与茱萸、葱、姜一同煎服，助消化、理气顺食；与醋一同煎服，可治中暑、痢疾；另外与姜煎服对痢疾也有良好疗效。这说明中国的药茶已渐趋成熟。

至清代，许多医书中也提到了凉茶，如何梦溪的《医碥》中记载："按薛立斋治一老人肾虚，火不归精……或时喉间如烟火上冲，急饮凉茶少解。"文中就提到了凉茶，而且书中还记载，伤燥时应"治以甘寒润剂，清肺以滋水源……泽及百骸，滋燥养荣汤、大补地黄丸、清凉饮子、导滞通幽汤、润肠丸"，其中滋燥养荣汤是用

"当归（酒洗）、生地黄、熟地黄、白芍药、秦艽各一钱五分，防风一钱，甘草五分，水煎服"。清凉饮子是用"黄芩、黄连各二钱，薄荷、玄参、当归、芍药各二钱，甘草一钱，水二盅，煎八分"。由此可知两者都是当时清热解毒的凉茶。清道光年间岭南瘟疫流行，王老吉创始人王泽邦就曾将金银花等几味中草药熬成凉茶，防治瘟疫，救济世人。

在抗击新冠肺炎疫情中，由广东省中医院研发监制，广药集团王老吉、采芝林联合出品的"流感病毒中药预防方"凉茶，被捐赠给抗疫一线（包括奋战在湖北武汉一线的广东中医医疗队、湖北省中西医结合医院及雷神山医院），并由广东省名中医、广东省中医院副院长杨志敏教授带领专家团队，根据流行病毒的临床特征、岭南人群体质，在总结养生保健与预防流感经验基础上，优化为"一号预防方"凉茶和"二号预防方"凉茶，针对两大类体质人群进行调理，分别有化湿健胃、化湿利咽的功效，符合当时寒湿疫的病机。

参考文献

[1] 单峰，黄璐琦，郭娟，等．药食同源的历史和发展状况 [J]．生命科学，2015，27（8）：1064．

[2] 钱伯文，孟仲法，陆汉明，等．中国食疗学 [M].上海：上海科学技术出版社，1987．

[3] 元·忽思慧著，刘玉书点校．饮膳正要 [M].北京：人民卫生出版社，

1986.

[4]　党毅·中国宫廷经典食养食疗方的研究 [J]. 扬州大学烹饪学报，1994
　　（3）：43.

[5]　清·袁枚撰，周三金，等注释. 随园食单 [M]. 北京：中国商业出版社，
　　1984.

第六章　救急

　　急救医学在临床上的重要作用和地位是不言而喻的，中医古籍中虽无急救医学之名称，但其内容却十分丰富。早在春秋战国时代《黄帝内经》中就已有高热、暴厥、急腹痛、出血等急症记载，此后更涌现了大批如扁鹊、孙思邈、张仲景等名医，他们用中医技术，在相当长的一段时期，为中华民族的健康和繁衍做出了巨大贡献。近几十年来，一些中医有志之士为中医急症事业的发展耗费了大量的心血，取得了一些重大成果，生脉针、清开灵、醒脑静、速效救心丸等，都成为抢救急危重症患者得心应手的药物。

　　在历代医籍方书、民间疗法及单验方中都包含了大量急救医学内容，其中不少治疗方法迄今还有相当的临床价值，下面列举一些疫病相关中医急救方法。

第一节　中药

一、寒疫救急方

回阳救急汤

【组成】党参24g，附子24g（大片），干姜12g，白术12g，甘草9g，桃仁6g（研），红花6g。

【主要功效】活血通经，回阳救逆。

【服用方法】水煎服。

【适应证】寒疫末期或素体阳虚者寒疠毒邪入里，损伤阳气，出现邪犯三阴、阳虚血瘀证候，症见恶寒或畏寒、四肢厥冷、呕吐不渴、腹痛腹泻，舌边瘀斑苔白滑，脉弱，宜选急救回阳汤加减以温阳益气、活血解毒。另外，还可治疗霍乱，上吐下泻，转筋，眼胞塌陷，汗出如水，肢冷如冰。

二、阴毒疫救急方

苏合香丸

【组成】吃力伽（白术）、光明砂（研）、麝香、诃黎勒皮、香附子、沉香、青木香、丁香、安息香、白檀香、荜茇、犀角（水牛角代）各一两，熏陆香、苏合香、龙脑香各半两（15g）。

【**主要功效**】温通开窍，行气止痛。

【**服用方法**】上十五味，捣筛极细，白蜜煎，去沫，和为丸。每朝取井华水，服如梧子四丸，于净器中研破服，老小每日碎一丸服之，冷水、暖水，临时斟量。仍取一丸如弹丸，蜡纸裹，绯袋盛，当心带之。现代口服，每次1丸，小儿酌减，一日1~3次，温开水送服。昏迷不能口服者，可鼻饲给药。

【**适应证**】阴毒疫邪直中经脏，表现为周身厥冷，唇青面黑，脐腹卒痛，身如被杖，或数栗而寒，头目俱痛，腰重背强；或咽喉不利，或心下胀满结硬，或昏沉不省、烦躁、冷汗自出；舌淡紫或青紫，苔白或灰滑，六脉微欲绝，宜选苏合香丸以温经散寒、芳香开窍、避秽解毒。

三、出血热水肿救急方

出血热患者全身性水肿明显加重，尿少甚至尿闭是出血热的一大危候，运用巴豆霜、芫花粉、大黄、芒硝等疏通二便，则水肿渐退。

四、脱证救急方

1.对于发热、出汗、呕吐等症状，可使患者津液耗伤，若不及时抢救可出现亡阴之脱证。其临床表现有身热心烦，口渴少尿，神疲乏力，脉虚无力，此时患者往往血压偏低甚至出现休克，治以清热生津、益气救脱，气液耗伤为主，则选用生脉散加减，若津液耗伤为主，则选用清暑益气汤加减。

2. 欲脱证，病情骤变，阴阳相离可致生命垂危，张锡纯《医学衷中参西录》中对欲脱证，立论新颖，治法独特，用药别具一格。其治脱方法可归纳为以下八法：

（1）止汗固脱法

来复汤

【组成】山茱萸二两，生龙骨一两，生牡蛎一两，生杭芍六钱，野台参四钱，炙甘草二钱。

【主要功效】补肝止汗，固摄元气。

【服用方法】水煎服。

【适应证】主治大病愈后不能自复，虚汗淋漓，或时热时汗，目睛上窜，或喘逆，或怔忡，或气虚不足以息，脉细微弱，势危欲脱者。汗脱一证，张氏称之为外脱，有亡阳与亡阴之殊。亡阳者身凉，宜加用少量附子；亡阴者身热，宜加用人剂生地黄。

（2）固阴潜阳固脱法

既济汤

【组成】大熟地30g，山萸肉30g，生山药18g，生龙骨18g，生牡蛎18g，茯苓9g，生杭芍9g，乌附子3g。

【主要功效】峻补肾阴，固阴潜阳救脱。

【服用方法】水煎服。

【适应证】主治大病后阴阳不相维系，阳欲上脱，或喘逆，或自汗，或目睛上窜，或心中怔忡；阴欲下脱，或小便不禁，或大便滑泻。

（3）回阳固脱法

【方药组成】熟地黄 60g，生山药 30g，肉桂 6g，山萸肉 9g，人参 9g，干姜 6g，附子 6g。

【主要功效】回阳固脱。

【服用方法】水煎服。

【适应证】本方主治因服凉泻之药太过，致成慢惊，胃寒吐泻、神昏、目睛上泛，脉如水上浮麻，按之即无，不分至数，危急欲脱者，心阳虚可适当加重干姜、附子用量。

（4）升陷固脱法

升陷汤

【组成】生黄芪 18g，知母 9g，柴胡 4.5g，升麻 3g，桔梗 4.5g。

【主要功效】补气升陷救脱。

【服用方法】水煎服。

【适应证】主治大气下陷致短气咳喘、四肢无力、大汗淋漓，或吐血、怔忡，或二便不禁，或时欲大便，或骤然下血不止，甚或呼吸顿停、猝死，脉象沉迟细弱或六脉全无。气分虚极下陷脱者，加人参 12g，山萸肉 24g，并加大升麻用量；大汗淋漓者更加生龙骨、生牡蛎。

（5）止血固脱法

保元寒降汤

【组成】生赭石 30g，人参 15g，生地黄 30g，知母 24g，山萸肉 24g，生龙骨 18g，生杭芍 12g，生牡蛎 18g，三七粉 6g。

【主要功效】凉血止血，酸敛固脱。

【服用方法】水煎服，加入广三七细末分冲。

【适应证】主治血热吐血、出血过多，血脱而气亦将脱，喘促咳逆、心中烦热、脉象上盛下虚者，本方如运用于血从下脱之证，应去赭石加黄芪 30g。

（6）定喘救脱法

参赭镇气汤

【组成】人参 12g，生赭石 18g，苏子 6g，生芡实 15g，生山药 15g，山萸肉 18g，生龙骨 18g，生牡蛎 18g，生杭芍 12g。

【主要功效】补肝固元，定喘救脱。

【服用方法】水煎服。

【适应证】主治阴阳两虚，喘逆迫促将脱。本方是在医圣张仲景旋覆代赭汤的启发下，人参、赭石并用，人参借赭石下行之力，挽回上逆将脱之元气，是对仲景旋覆代赭汤的进一步发展。

（7）清热固脱法

白虎加人参汤变方

【组成】生石膏 60g，人参 9g，生山药 18g，生地黄 30g，生山萸肉 30g，甘草 6g。

【主要功效】清热生津，益气固脱。

【服用方法】水煎服。

【适应证】主治温热病表里大热，气阴两伤，症现壮热神昏、目睛上窜、筋惕肉瞤，舌干而缩、苔薄微黄，属肝风内动，真阴失守，元气将脱者。

（8）益气滋阴固脱法

【组成】人参 30g，生地黄 30g，生山药 30g，山萸肉 24g，炙甘草 9g。

【主要功效】补气养阴，敛肝固脱。

【适应证】原为霍乱脱证而设，主治阴阳俱脱，内有余热，症见心热难受，先吐泻交作，至吐泻全无，气息奄奄，肢体寒凉，六脉全无，属阴脱气欲脱者。

此外，张锡纯擅长用山萸肉救脱敛汗。在诸多病案中，用单味山萸肉成功救治了病情危急的脱证患者。元气欲脱，急用净萸肉二两煎服，能堵塞元气将脱之路，使汗止、怔忡、喘促诸疾暂愈。

正元散

【组成】红豆（炒）、干姜（炮）、陈皮（去白）各三钱；人参、白术、甘草（炙）、茯苓（去皮）各二两；肉桂（去粗皮）、川乌（炮，去皮）各半两；附子（炮，去皮，尖）、山药（姜汁浸，炒）、川芎、乌药（去木）、干葛各一两；黄芪（炙）一两半。

【主要功效】正元气，温脾胃。

【服用方法】上为细末。每服二钱，水一盏，姜三片，枣一个，盐少许，煎七分，食前温服。

【适应证】治下元气虚，脐腹胀满，心胁刺痛，泄利呕吐自汗，阳气轻微，手足厥冷，及伤寒阴证，霍乱转筋，久下冷利，少气羸困，一切虚寒，并宜服之。常服助阳消阴，正元气，温脾胃，进饮食。

第二节　针灸

【主要功效】疏通经络，扶正祛邪。

【操作方法】

1.对于疫毒戾气所致如霍乱、痧疫，症见剧烈呕吐、暴注下泻，或腹内如翻江倒海，欲吐欲泻而不能者，先针刺委中、曲泽穴静脉处，刺破放血（血色多黑紫），可及时控制病情恶化，然后针刺中脘、天枢、足三里、上巨虚调运清浊升降。

2. 突然昏倒、口噤握拳、四肢厥冷、呼吸气粗者，急刺人中、中冲穴点刺放血（见血即可），若不醒，可接刺劳宫，加肾经井穴涌泉，或开四关（合谷、太冲），以期迅速接通阴阳脉气，调整气机逆乱。

3. 突发壮热、抽搐、喉中痰鸣，甚至神志昏迷者，急刺人中，点刺井穴与合穴（如尺泽、委中）。注意：先分阴阳，男左女右（男性左手右脚，女性右手左脚，交叉取穴），用三棱针点刺手三阳经和足三阳经的井穴出血，一般 1~2 分钟苏醒，继针内关、间使、曲池，配丰隆，开窍醒神、泄热豁痰。

4. 对阳明腑实证发热谵语、腹胀便秘者，针刺天枢、大肠俞、章门、上巨虚，用泻法；癃闭见小便不利，甚或点滴而出者，针刺膀胱俞、肾俞、中极、阴陵泉、太溪，补肾化气利水。

此外，针刺十宣、大椎、合谷、少商、尺泽可退高热，刺人中穴可急救晕厥。

【适应证】适用于卒然昏倒，口噤握拳，四肢厥冷，神志昏迷等。

【注意事项】①所用针具应经过严格消毒，或采用一次性针具；②对身体虚弱的患者，针刺手法不宜过强，尽量让患者采取卧位；③胁肋、胸背部、肾区等重要脏器所在部位不宜直刺、深刺; 有大血管走行的部位, 针刺时应避开血管斜刺; ④对于尿潴留的患者, 针刺腹部时, 要注意针刺方向、角度及深度, 以免刺伤膀胱。

【禁忌证】①患者在过度饥饿、疲劳、醉酒及精神过度紧张时, 禁止针刺; ②孕妇的少腹部、腰骶部、会阴部、合谷及三阴交穴禁止针刺; ③妇女月经期禁止针刺; ④有出血倾向及患有严重过敏性、感染性皮肤病者禁止针刺, 皮肤有溃疡、瘢痕或肿瘤的部位禁止针刺。

第三节　放血疗法

【主要功效】开窍泄热, 通经活络。

【操作方法】放血疗法治疗痄腮 (流行性腮腺炎) 引起的高热。具体方法为: 取患侧耳尖、角孙穴, 常规消毒, 用三棱针或 1 寸针灸针点刺, 轻挤出血, 隔日 1 次。角孙穴为手少阳三焦经穴, 又是足少阳胆经和手太阳小肠经的会穴, 有清热散邪、疏风活络的作用, 能宣散局部气血的壅滞, 疏解热邪而利三焦气机, 使热退络通肿消。耳尖穴亦属手少阳经循行部位, 放血能使风温火热之邪得以宣散, 使邪有去路, 肿块得以消散, 二穴相配, 相得益彰, 方简效捷。此外, 大椎、十宣穴点刺放血也可治疗高热, 手十二井穴放血法可急救昏迷。

【**适应证**】刺络放血可以治疗痄腮引起的高热、昏迷、热喘、衄血等病证。

【**注意事项**】一定要注意卫生，放血的针具需要进行严格的消毒处理，否则会导致人体感染。此外，放血的量不宜过多，一次性只能放 5 滴左右，如果放血量太多会导致人体出现贫血症状。

第四节　其他的救急方法

一、取嚏救急法

【**主要功效**】宣畅气机，通关开窍。

【**操作方法**】将药物点燃产生的烟气，或煎煮药物产生的蒸气刺激鼻腔黏膜以引起喷嚏。在熏鼻的同时辅以辛香走窜药物，如皂角、冰片等以取嚏，强力激发气机，开窍醒神。一般情况下，对于病情较轻、体质较强者，用草棍、纸捻、羽毛等刺激鼻腔，或仰视太阳光线即可；而对于病情较重、体质较弱者，可采取药物吹鼻法（用药前让患者口含清水或屏气，取 0.3g 左右药末，置于细竹管或细纸管一端，吹入鼻腔）、抹药入鼻法（将药物细末以手指蘸取适量抹入鼻腔），也可用滴鼻法（将适量药液滴入鼻内）、塞鼻法（将药物细末以布包适量塞入鼻腔）等。至于取嚏次数，用于急救者，以得嚏气通苏醒为度。

【适应证】适用于痰壅气闷，口噤昏死，卒然窍闭神昏等。

【注意事项及禁忌症】①取嚏疗法为祛邪之法，中病即止，不可久用，以免耗伤正气；②用此法后如有不良反应，要改用其他疗法；③运用本法，要根据病情，及时配合其他疗法。此外，卒中、痰厥等急证属脱证者禁用，高血压、脑出血、脑外伤等所致昏厥者不宜用，体虚及孕妇者慎用。

二、点穴救急法

【主要功效】疏通经络，活血化瘀，扶正祛邪，调整阴阳。

【操作方法】

1. 晕厥 合谷穴，中暑、中风、虚脱时，患者会突然昏倒、不省人事、面色苍白、大汗淋漓，这时家人可用大拇指捏压患者合谷穴（位于手背部，第一、二掌骨之间，第二掌骨桡侧中点处）2~3分钟，一般能缓解。

2. 休克 刺激人中穴（位于鼻唇沟上 1/3 与下 2/3 交界处）具有升高血压、兴奋呼吸中枢的作用，人中为临床常用的急救要穴。当遇到中风、中暑、中毒或过敏者突然出现昏迷、血压下降，甚至休克等情况时，可用大拇指尖按压人中穴，往往能起到急救的效果。

3. 呕吐 呕吐时，患者可用拇指掐对侧内关穴（位于前臂正中，腕横纹上 2 寸处），压至有酸胀感为宜，约 1 分钟即可起到止呕吐作用。

4.鼻血 鼻出血时，可用拇指或食指掐捏自己的脚后跟穴（位于踝关节及足跟骨之间的凹陷处），左侧鼻出血捏右脚跟，右侧鼻出血捏左脚跟，即可止血。

【注意事项】①医生施术前应剪短指甲，以防划破患者皮肤；②取穴要准确；③用力要适当，不可因强求效果而用力过大，从而出现皮肤损伤。

附录一　历代疫病防控策略大事记

一、唐代以前疫病防控策略

1. 湖北出土文物云梦睡虎地秦简,《封诊式》竹简中记载,在战国时期就有逐级报告传染病和对可疑病例调查的制度。这虽然是当时政府内部出于对劳动力维护的角度所采取的措施,是政府对刑徒、士兵等群体重视的体现,并不针对全民,但它的存在证明中国古代有针对传染病的统计、汇总、上报等制度。

2. 派遣医生巡诊及无偿施药。最早的巡诊制度见于先秦时期,《周礼·地官》中有司救一职,其职责就是:"凡岁时有天患民病,则以节巡国中及郊野,而以王命施惠。"此可被视为中国古代巡诊制度的起始。《后汉书·光武纪》载:光武帝时,天下疾疫,朝廷乃"遣光禄大夫将太医巡行疾病"。《后汉书·灵帝纪》载:"建宁四年三月大疫,使中谒者巡行致医药。"

3. 据《周礼》所载,从先秦时期开始,就有了处理无主尸体的做法。此后,凡遇大疫,官府一般都有掩埋死者尸体的做法。如南朝梁武帝时,郢城大疫,全城十余万口,"死者十七八"。朝廷遂命给死者赐棺器盛殓,以防止疾疫传染(《南史·梁武帝纪》)。

4. 先秦时期，开始重视公共卫生事业。并用严刑禁止向街道等公共区域倾倒垃圾，重刑惩治破坏公共环境行为，如《韩非子·内储说上》载："殷之法，刑弃灰于街者。""殷之法，弃灰于公道者，断其手。"不仅如此，古代普遍重视公共环境卫生建设。春秋战国时期，就有了公共厕所。《墨子·旗帜》就曾记述那时的公共厕所在道外设屏，以30步为周长，一般垣高12尺以上。

5. 先秦时期的医学经典《黄帝内经》已明确指出"疫"和"疠"是极易传染，病状也多相似的疾病。《素问·刺法论》道："五疫之至，皆相染易，无问大小，病状相似。"《素问·六元正气大论》说："其病温疠大行，远近咸苦。""疠大至，民善暴死。"这是对疫病的传染特性和致命危害加以描述。

6. 秦代已有专门安置麻风病人的隔离机构，称为"疠迁所"，这可能是世界上最早的传染病隔离医院。

7. 张仲景所作《伤寒论》详细论述传染病患者的症状和脉象等，对人体感发于"寒"与"风"等致病因子作用下所反映的各种证候加以分析综合，取得了对各种传染病演变规律的认识。该书极大地提高了疫病的救护水平，是发热性传染病的医学经典。

8. 东汉以后，开始有了隔离患者的记载，显示人们已经开始重视流行病的传染性。"元始二年，旱蝗，民疾疫者，舍空邸第，为置医药"（《汉书·平帝纪》）。此可视为对患者实行隔离措施的最早记录。晋代，国家要求采取隔离措施已成为制度。晋代规定："朝臣家有时疾，染易三人以上者，身虽无病，百日不得入宫。"东晋穆帝永和末年，因疫情严重而出现了"百官多列家疾"，不能入宫朝奉，"王者宫省空矣（《晋书·王彪之传》）"的状况。

9. 晋代，葛洪在《肘后备急方》中首次将"疠气"作为传染病的病因，并写明相互传染的特点，开后代温病学之先河。他对传染病的记载涉及伤寒、疟疾、瘟疫、疫疠（急性传染病）、猘犬啮人（狂犬病）、食物中毒等，并对天花流行状况和症状描述得尤为详尽。在疫病治疗上，葛洪创造性地提出用青蒿治疗疟疾，为后人战胜疟疾指明了方向。

10. 魏晋南北朝时期出现了悲田养病坊，平时如同现代医院治病救人，而在暴发传染病之时还有一定的隔离作用。此外，悲田养病坊针对的是贫困人群，是一种设置在佛寺中的半官办半民办的慈善机构。

11. 隋代医学家巢元方的《诸病源候论》是我国第一部病因证候学专著，其中提出的"乖戾之气"是关于传染病因的新探索。该书还对疫病传染的致病因子进行探索。

二、唐宋时期疫病防控策略

1. 唐代，国家出现大规模疫灾时，政府会动用皇家医疗力量前往治疗，控制疫情，以此来体现皇帝对百姓的体恤之情。《册府元龟》：贞观十年，关内、河东疾疫，遣医赍药疗之。贞观十五年三月戊辰……泽州疾疫，遣医就疗。贞观十六年夏，谷、泾、徐、虢、戴五州疾疫，遣赐医药焉。

2. 唐代，官方多次大规模对尸骨进行掩埋。高祖李渊于武德三年六月颁布《收瘗隋末丧乱骸骨诏》，要求州县长官负责将隋末战乱形成的无主尸骨掩埋。太宗贞观二年（628年）四月下《掩暴露骸骨诏》，再次下令"诸色骸骨暴露者，宜令所在官司收敛埋瘗"。高宗永淳元年六月，"关中初雨，麦苗涝损，后旱，京兆、岐、陇，螟蝗食苗并尽，加以民多疫疾，死者枕藉于路，诏所在官司埋瘗"。

3. 唐代对都市公共卫生已经有了较为详细的法律规定，很大程度上保障了人民的公共卫生和健康，也减少疫病的传播途径，从而有效控制疫病。《唐律疏议·杂律》载：诸侵巷街、阡陌者，杖七十。若种植垦食者，笞五十。各令复故。虽种植，无所妨废者，不坐。其穿垣出秽污者，杖六十；出水者，勿论。主司不禁，与同罪。

4. 唐代重视对医学常识的普及和教育。中央设立太医署，地方各州设立医学博士一名，并有助手一名和一二十名医学生组成当时官办的地方医疗机构，他们承担各个地区的医疗教育工作，也承担着传染疾病的防控工作。

5.《续高僧传》中记载，唐代初年僧人释智岩曾住石头城下（今江苏南京市西清凉山）的疠人坊（麻风病院），为患者"吮脓沈濯，无所不为……永徽五年（654）二月二十七日，终于疠所。"这是有明确记载的民间传染病隔离治疗场所，也是护理传染病人的最早记载。

6. 唐代药王孙思邈在《备急千金要方》中载："一人饮，一家无疫；一家饮，一里无疫。饮药酒得，三朝还滓置井中，能仍岁饮，可世无病。当家内外有井，皆悉着药，辟温气也。"提出关于饮用水净化处理的措施。在《备急千金要方·霍乱》中记载："原霍乱之为病也，皆因饮食。"明确指出了饮食不洁与传染病的关系。

7. 唐代药王孙思邈在疫病的认识和预防方面做了创新性的发挥，把瘟疫与伤寒加以区分，引《小品方》之说，明确指出瘟疫为"毒病之气所致"，并于《备急千金要方·伤寒上》中，专门列有"辟温"章节，载有抗疫防疫药方42首，如口服屠苏酒、雄黄丸、太乙流金散等，体现了"消未起之患，治未病之疾"的预防为主思想。

8. 人痘接种最早起源于唐初。唐代药王孙思邈的《备急千金要方》中曾记载："治小儿身上有赤黑疵方：针父脚中，取血贴疵上即消。治小儿疣目方：以针及小刀子决目四面，令似血出，取患疮人疮中黄脓敷之。"由孙思邈的生平推断，人痘接种最早出现时间在唐代，不过只是在民间小范围流传。

9. 宋代建立了国家疫病防治体系，形成了以政府力量为主导，社会力量为辅助的疫病防治体系，将皇帝、政府、医学家、宗教人士、地方乡绅和普通民众等凝聚起来。宋徽宗赵佶倡导"治病良法，仁政先务"，宋前期的中书门下和元丰改制后的三省六部作为中央最高政府机构，主要负责疫情的分析判断、政策制定、组织协调与文书下达，以及信息渠道的沟通与保障等。翰林医官院作为中央最高医疗兼行政管理机构，全面负责疫病流行期间派医、巡诊、赐药和救治患者等。尚书省和剂局负责制造各类药物。医学机构、临时医院和慈善机构，成为国家防疫取得成效的制度保障和关键所在。宋代地方政府有关医学的职能也有所扩大，防治疫病、推广医书、发展州县医学教育和打击巫术等成为地方官吏的重要职责之一。

10. 宋政府重视以隔离来阻断疫病传染。崇宁元年，宋徽宗下诏在诸路建立安济坊，规定"以患者轻重而异室处之，以防渐染"。又建立独立的厨舍，不仅将病人按病情轻重分开居住，且厨舍、汤药、饮食也分别置办，医生要制作病情记录，作为年终考评的依据。

11. "宋代是中国历史上社会保障救济制度最完善的封建王朝"，当疫病来袭之际，朝廷以开仓赈粮保温饱，以减免税役减轻民众经济负担。

12. 宋代官私医书不仅强调疫病分类的重要性，也强调辨证论治的诊疗特色。在政府的重视下，官修医学方书《太平圣惠方》《庆历善救方》《简要济众方》等，以及医学家所撰医书如苏轼《圣散子方》、朱肱《南阳活人书》等成为宋代官府和民间防治疫病的重要依据，出现了许多对后世影响深远的方剂，如辟瘟丸、犀角散、小柴胡汤、圣散子、麻黄汤、葛根汤、小青龙汤等，极大地促进了成药在疫病防治中的应用。

三、金元明清时期疫病防控策略

1. 元代医家朱丹溪《丹溪心法·卷一·温疫五》载："瘟疫众一般病者是，又谓天行时疫。治有三法：宜补，宜散，宜降。"总结了瘟疫的治疗方法。

2. 元代出现面罩和丝巾。元代来华的意大利人马可·波罗曾讲述：在元朝宫殿里，"众多伺候大汗用膳的下人，都必须用雅致的面罩或丝巾遮住鼻子和嘴，以免他们的呼吸污染大汗的食物和酒水。"这种遮在口和鼻上的面罩和丝巾，可谓原始的口罩。

3. 明清之际，人口增长与城市化发展，人口聚集，瘟疫频现，在《黄帝内经》《伤寒论》等著作的基础上，通过防治瘟疫的实践，逐渐形成了"温病学说"。

4. 明末医家吴又可，亲自参与了崇祯年间的疫病救治，他于1642年著成《温疫论》一书，成为我国传染病学的扛鼎之作。他认为传染病因是"天地间别有一种异气所感"，"异气"就是"戾气"。17世纪中叶，当时还没有显微镜，能对传染病因有如此深刻的见解，是对传染病病因学认识的重大突破。在戾气致病的感染途径和方式上，已认识到传染病有空气传播和接触传播两条途径。

5. 明隆庆年间，人痘接种法在官方层面首次推广，清初医学家俞天池在《痧痘集解》（原名《痘科金镜赋集解》）中记载："闻种痘法起于明朝隆庆年间（1567年至1572年）宁国府太平县（今安徽太平）……由此蔓延天下。"

6. 明代李时珍在《本草纲目》中指出，出现瘟疫时，需要把患者的衣物高温熏蒸，这样可以减少家人被传染的概率。

7. 明代的龚廷贤在《寿世保元》中列有屠苏酒方，他指出，"饮此酒可以阻隔瘟疫"，并且建议在患者床角点燃艾炷，利用艾烟抗病。

8. 清康熙年间，人痘接种法得到全面普及。康熙二十一年，康熙下令在全国普及人痘接种法。《庭训格言》中记载："国初人多畏出痘，至朕得种痘方，诸子女及尔等子女，皆以种痘得无恙。今边外四十九旗及喀尔喀诸藩，俱命种痘；凡所种皆得善愈。尝记初种时，年老人尚以为怪，朕坚意为之，遂全此千万人之生者，岂偶然耶？"

9. 晚清名医余伯陶在《鼠疫抉微·避疫说》中指出，室内通风透光利于防疫："避之之法，厅堂房室，洒扫光明，厨房沟渠，整理清洁，房内窗户，通风透气。"

10. 清末我国开始推行医用口罩。清末医学家伍连德于 1910 年在东北成功攻克"肺鼠疫"时创制"伍氏口罩"。口罩的使用为人类防疫和健康做出了重要贡献。

附录二 常用凉茶方

1. 复方赶黄草凉茶

【功效】清热解酒，消暑解渴。

【配方】赶黄草 1g，金莲花 1g，红糖 5g，白茅根 2.5g，冬凌草 1g，怀菊花 5g，甘草 2.5g。

2. 桑菊茶

【功效】清肺润喉，清肝明目。

【配方】桑叶、白菊花各 10g，甘草 3g，少量白砂糖。

3. 香兰凉茶

【功效】祛风解热，清暑化湿，开胃止呕。

【配方】藿香 9g，佩兰 9g，茶叶 6g。

4. 清肝明目茶

【功效】清肝明目，清热利湿。

【配方】夏枯草 15g，桑叶 10g，野菊花 15g，栀子 15g，茵陈 15g，溪黄草 15g，车前子 10g，黄芩 10g。

5. 银花解毒茶

【功效】清热解毒，养阴生津。

【配方】金银花 5 钱，夏枯草 5 钱，蒲公英 5 钱，白菊花 5 钱，生地黄 3 钱，鱼腥草 3 钱。

6. 清热祛湿茶

【功效】清热除湿。

【配方】金银花 5 钱，夏枯草 5 钱，茵陈 5 钱，白菊花 5 钱，草薢 3 钱，土茯苓 3 钱。

7. 薄荷凉茶

【功效】提神醒脑。

【配方】薄荷叶 6g，甘草 6g，白糖。

8. 荷叶凉茶

【功效】防暑降温。

【配方】半张荷叶，滑石 10g，白术 10g，甘草 6g，少量白糖。

9. 外感凉茶

【功效】疏散风热，清热解毒。

【配方】金银花 15g，板蓝根 15g，牛膝 15g，岗梅根 30g，桔梗 10g，连翘 15g，淡竹叶 10g，鱼腥草 30g，薄荷 5g。

10. 小儿凉茶

【功效】疏散风热，养阴生津。

【配方】连翘 8g，淡竹叶 5g，灯心花 5 扎，山楂 8g，金银花 8g，芦根 8g，火炭母 8g，栀子 8g，淮山药 10g，麦冬 8g。

附录三 常用强身健体方法

一、坐式八段锦法

- 宁神静坐：采用盘膝坐式，正头竖颈，两目平视，松肩虚腋，腰脊正直，两手轻握，置于小腹前的大腿根部。要求静坐 3~5 分钟。

- 手抱昆仑：牙齿轻叩二三十下，口水增多时即咽下，谓之"吞津"。随后将两手交叉，自身体前方缓缓上起，经头顶上方将两手掌心紧贴在枕骨处，手抱枕骨向前用力，同时枕骨后用力，使后头部肌肉产生一张一弛的运动。如此行十数次呼吸。

- 指敲玉枕：接上式，以两手掩位双耳，两手的食指相对，贴于两侧的玉枕穴上，随即将食指搭于中指的指背上，然后将食指滑下，以食指的弹力缓缓地叩击玉枕穴，使两耳有咚咚之声。如此指敲玉枕穴十数次。

- 微摆天柱：头部略低，使头部肌肉保持相对紧张，以左右"头角"的颈，将头向左右频频转动。如此一左一右地缓缓摆撼天柱穴 20 次左右。

- 手摩精门：做自然深呼吸数次后，闭息片刻，随后将两手搓热，以双手掌推摩两侧肾俞穴 20 次左右。

- 左右辘轳：接上式，两手自腰部顺势移向前方，两脚平伸，手指分开，稍作屈曲，双手自胁部向上画弧如车轮，像摇辘轳那样自后向前做数次运动，随后再按相反的方向向前向后做数次环形运动。

- 托按攀足：接上式，双手十指交叉，掌心向上，双手做上托劲；稍停片刻，翻转掌心朝前，双手向前按推劲。稍停顿，即松开交叉的双手，顺势做弯腰攀足的动作，用双手攀两足的涌泉穴，两膝关节不要弯曲。如此锻炼数次。

- 任督运转：正身端坐，鼓漱吞津，意守丹田，以意引导内气自中丹田沿任脉下行至会阴穴接督脉沿脊柱上行，至督脉终结处再循任脉下行。

二、站式八段锦法

- 两手托天理三焦：自然站立，两足平开，与肩同宽，含胸收腹，腰脊放松。正头平视，口齿轻闭，宁神调息，气沉丹田。双手自身前缓缓举至头顶，转掌心向上，用力向上托举，足跟亦随双手的托举而起落。托举六次后，双手转掌心朝下，沿体前缓缓按至小腹，还原。

- 左右开弓似射雕：自然站立，左脚向左侧横开一步，身体下蹲成骑马步，双手虚握于两髋之外侧，随后自胸前向上画弧提于与乳平高处。右手向右拉至与右乳平高，与乳距约两拳许，意如拉紧弓弦，开弓如满月；左手捏箭诀，向左侧伸出，顺势转头向左，视线通过左手食指凝视远方，意如弓箭在手，待机而射。稍作停顿后，随即将身体上起，顺势将两手向下画弧收回胸前，并同时收回左腿，还原成自然站立。此为左式，右式反之。左右调换练习六次。

- 调理脾胃须单举：自然站立，左手缓缓自体侧上举至头，翻转掌心向上，并向左外方用力举托，同时右手下按附应。举按数次后，左手沿体前缓缓下落，还原至体侧。右手举按动作同左手，唯方向相反。

- 五劳七伤往后瞧：自然站立，双脚与肩同宽，双手自然下垂，宁神调息，气沉丹田。头部微微向左转动，两眼目视左后方，稍停顿后，缓缓转正，再缓缓转向右侧，目视右后方稍停顿，转正。如此六次。

- 摇头摆尾去心火：两足横开，双膝下蹲，成"骑马步"。上体正下，稍向前探，两目平视，双手反按在膝盖上，双肘外撑。以腰为轴，头脊要正，将躯干画弧摇转至左前方，左臂弯曲，右臂绷直，肘臂外撑，臀部向右下方撑劲，目视右足尖；稍停顿后，随即向相反方向，画弧摇至右前方。反复六次。

- 两手攀足固肾腰：松静站立，两足平开，与肩同宽。两臂平举自体侧缓缓抬起至头顶上方转掌心朝上，向上做托举劲。稍停顿，两腿绷直，以腰为轴，身体前俯，双手顺势攀足，稍作停顿，将身体缓缓直起，双手顺势起于头顶之上，两臂

125

伸直，掌心向前，再自身体两侧缓缓下落于体侧。

- 攒拳怒目增力气：两足横开，两膝下蹲，呈"骑马步"。双手握拳，拳眼向下。顺势头稍向左转，两眼通过左拳凝视远方，右拳同时后拉。与左拳出击形成一种"争力"。随后，收回左拳，击出右拳，要领同前。反复六次。

- 背后七颠百病消：两足并拢，两腿直立，身体放松，两手臂自然下垂，手指并拢，掌指向前。随后双手平掌下按，顺势将两脚跟向上提起，稍作停顿，将两脚跟下落着地。反复练习六次。

三、五禽戏

- 虎戏：自然站式，俯身，两手按地，用力使身躯前耸并配合吸气，当前耸至极后稍停；然后，身躯后缩并呼气；如此 3 次。继而两手先左后右向前挪移，同时两脚向后退移，以极力拉伸腰身；按着抬头面朝天，再低头向前平视；最后，如虎行走般以四肢前爬 7 步，后退 7 步。

- 鹿戏：按上四肢着地势。吸气，头颈向左转，双目向左侧后视，当左转至极后稍停；呼气，头颈回转，当转至面朝地时再吸气，并继续向右转，一如前法。如此左转 3 次，右转 2 次，最后回复如起势。然后，抬左腿向后挺伸，稍停后放下左腿，抬右腿如法挺伸。如此左腿后伸 3 次，右腿 2 次。

- 熊戏：仰卧式，两腿屈膝拱起，两脚离床席，两手抱膝下，头颈用力向上，使肩背离开床席；略停，先以左肩侧滚床面，当左肩一触及床席立即头颈用力向上，肩离床席；略停后再以右肩侧滚落，复起。如此左右交替各7次。然后起身，两脚着床成蹲式，两手分按同侧脚旁；接着如熊行走般，抬左脚和右手掌离床；当左脚、右手掌回落后即抬起右脚和左手掌。如此左右交替，身躯亦随之左右摆动，片刻而止。

- 猿戏：择一牢固横竿（如单杠、门框、树杈等），略高于自身，站立手指可触及高度，如猿攀物般以双手抓握横竿，使两肢悬空，做引体向上7次。接着先以左脚背勾住横竿，放下两手，头身随之向下倒悬；略停后换右脚如法勾竿倒悬。如此左右交替各7次。

- 鸟戏：自然站式。吸气时跷起左腿，两臂侧平举，扬起眉毛，鼓足气力，如鸟展翅欲飞状；呼气时，左腿回落地面，两臂回落腿侧。接着，跷右腿如法操作。如此左右交替各7次。然后坐下。屈右腿，两手抱膝下，拉腿膝近胸；稍停后两手换抱左膝下如法操作。如此左右交替亦7次。最后，两臂如鸟理翅般伸缩各7次。

四、二十四式太极拳

第一式　起势

身体自然直立，两脚开立，与肩同宽，脚尖向前；两臂自然下垂，两手放在大腿外侧；眼平视前方。

要点：头颈正直，下颏微向后收，不要故意挺胸或收腹。精神要集中（起势由立正姿势开始，然后左脚向左分开，成开立步）。

两臂慢慢向前平举，两手高与肩平，与肩同宽，手心向下。

上体保持正直，两腿屈膝下蹲；同时两掌轻轻下鞍，两肘下垂与两膝相对；眼平看前方。

要点：两肩下沉，两肘松垂，手指自然微屈。屈膝松腰，臀部不可凸出，身体重心落于两腿中间。两臂下落和身体下蹲的动作要协调一致。

第二式 左右野马分鬃

上体微向右转，身体重心移至右腿上；同时右臂收在胸前平屈，手心向下，左手经体前向右下画弧至右手下，手心向上，两手心相对成抱球状；左脚随即收到右脚内侧，脚尖点地；眼看右手。

上体微向左转，左脚向左前方迈出，右脚跟后蹬，右腿自然伸直，成左弓步；同时上体继续向左转，左右手随转体慢慢分别向左上、右下分开，左手高与眼平（手心斜向上），肘微屈；右手落在右胯旁，肘也微屈，手心向下，指尖向前；眼看左手。

上体慢慢后坐，身体重心移至右腿，左脚尖翘起，微向外撇（45°~60°），随后脚掌慢慢踏实，左腿慢慢前弓，身体左转，身体中心再移至左腿；同时左手翻转向下，左臂收在胸前平屈，右手向左上画弧至左手下，两手心相对成抱球状；右脚随即收到左脚内侧，脚尖点地；眼看左手。

　　右腿向右前方迈出，左腿自然伸直，成右弓步；同时上体右转，左右手随转体分别慢慢向左下、右上分开，右手高与眼平（手心斜向上），肘微屈；左手落在左胯旁，肘也微屈，手心向下，指尖向前；眼看右手。

　　左右各一次。

　　要点：上体不可前俯后仰，胸部必须宽松舒展。两臂分开时要保持弧形。身体转动时要以腰为轴。弓步动作与分手的速度要均匀一致。做弓步时，迈出的脚先是脚跟着地，然后脚掌慢慢踏实，脚尖向前，膝盖不要超过脚尖；后腿自然伸直；前后脚夹角成45°~60°（需要时后脚脚跟可以后蹬调整）。野马分鬃式的弓步，前后脚的脚跟要分在中轴线两侧，它们之间的横向距离（即以动作进行的中线为纵轴，其两侧的垂直距离为横向）应该保持在10~30cm。

　　第三式　白鹤亮翅

　　上体微向左转，左手翻掌向下，左臂平屈胸前，右手向左上画弧，手心转向上，与左手成抱球状；眼看左手。

　　右脚跟进半步，上体后坐，身体重心移至右腿，上体先向右转，面向右前方，眼看右手；然后左脚稍向前移，脚尖点地，成左虚步，同时上体微向左转，面向前方，两手随转体慢慢向右上、左下分开，右手上提停于右额前，手心向左后方，左手落于左胯前，手心向下，指尖向前；眼平看前方。

　　要点：胸部不要挺出，两臂都要保持半圆形，左膝要微屈。身体重心后移和右手上提、左手下按要协调一致。

第四式　左右搂膝拗步

右手体前下落，右下向后方画至右肩外，手与耳同高，手心斜向上；左手由左下向上、向右画弧至右胸前，手心斜向下；同时上体先微向左再向右转；左脚收至右脚内侧，脚尖着地，眼看右手。

上体左转，左脚向前（偏左）迈出成弓步，右手由耳侧向前推出，高与耳尖平，左手由左膝前搂过落于左胯旁，指尖向前；眼看左手指。

右腿慢慢屈膝，上体向左，身体重心移至右腿，左脚尖翘起微向外撇，随后脚掌慢慢踏实，右腿前弓，身体左转，身体重心移至左腿，右脚收到左脚内侧，脚尖着地；同时左手向外翻，掌由左后向上画弧至左肩外侧，肘微屈，手与耳同高，手心斜向上；右手随转体向上、向下画弧，落于左胸前，手心斜向下；眼看左手。

左右各一次。

要点：前手推出时，身体不可前仰后俯，要松腰松胯。推掌时要沉肩坠肘，坐腕舒掌，同时松腰、弓腿上下协调一致。搂膝拗步时，两脚跟的横向距离保持 30cm 左右。

第五式　手挥琵琶

右脚跟进半步，上体后坐，身体重心转至右腿上，上体半面向右转，左脚略提起稍向前移，变成左虚步，脚跟着地，脚尖翘起，膝部微屈；同时左手由左下向上挑举，高与鼻尖平，掌心向右，臂微屈；右手收回放在左肘内侧，掌心向左；眼看左手食指。

要点：身体要平稳自然，沉肩垂肘，胸部放松。左手上起时不要直向上挑，要由左向上、向前，微带弧形。右脚跟进时，脚掌先着地，再全脚踏实。身体重心后移，和左手上起、右手收要协调一致。

第六式　左右倒卷肱

上体右转，右手翻掌（手心向上）经腹前由下向后上方画弧平举，臂微屈，左手随即翻掌向上；视线随着向右转体先向右看，再转向前方看左手。

右臂屈肘折向前，右手由耳侧向前推出，手心向前，左臂屈肘后撤，手心向上，撤至左肋外侧；同时左腿轻轻提起向后（偏左）退一步，脚掌先着地，然后全脚慢慢踏实，身体重心移到左腿上，成右虚步，右脚随转体以脚掌为轴扭正；眼看右手。

上体微向左转，同时左手随转体向后上方画弧平举，手心向上，右手随即翻掌，掌心向上；视线随转体先向左看，再转向前方看右手。

左右各一次。

完成后上体微向右转，同时右手随转体向后上方画弧平举，手心向上，左手放松，手心向下；眼看左手以接下一动作。

要点：前推的手不要伸直，慢慢后撤，不可直向回抽，转体仍走弧线。前推时，要转腰松胯，两手的速度要一致，避免僵硬。退步时，脚掌先着地，再慢慢全脚踏实，前脚随转体以脚掌为轴扭正。退左脚略向左后斜，退右脚略向右后斜，避免使两脚落在一条直线上。后退时，视线随转体动作先向左或右看，然后再转看前手。最后退右脚时，脚尖外撇的角度略大些，便于接做"左揽雀尾"的动作。

第七式 左揽雀尾

身体继续向右转，左手自然下落逐渐翻掌经腹前画弧至左肋前，手心向上；左臂屈肘，手心转向下，收至右胸前，两手相对成抱球状；同时身体重心落在右腿上，左脚收到右脚内侧，脚尖点地；眼看右手。

上体微向左转，左脚向左前方迈出，上体继续向左转，右腿自然蹬直，左腿屈膝，成左弓步；同时左臂向左前方掤出（即左臂平屈成弓形，用前臂外侧和手背向前方推出），高与肩平，手心向后；右手向右下落于右胯旁，手心向下，指尖向前；眼看左前臂。

要点：掤出时，两臂前后均保持弧形。分手、松腰、弓腿三者协调一致。揽雀尾弓步时，两脚跟横向距离超过 10cm。

身体微向左转，左手随即前伸，翻掌向下，右手翻掌向上，经腹前向上，向前伸至左前臂下方；然后两手下捋，即上体向右转，两手经腹前向右后上方画弧，直至右手手心向上，高与肩齐，左臂平屈于胸前，手心向后；同时身体重心移至右腿；眼看右手。

要点：下捋时，上体不可前倾，臀部不要凸出。两臂下捋须随腰旋转，仍走弧线。左脚全掌着地。

上体微向左转，右臂屈肘折回，右手附于左手腕内侧（相距约 5厘米），上体继续向左转，双手同时向前慢慢挤出，左手心向右，右手心向前，左前臂保持半圆；同时身体重心逐渐前移变成弓步；眼看左手腕部。

要点：向前挤时，上体要正直。挤的动作要与松腰、弓腿相一致。

左手翻掌，手心向下，右手经左腕上方向前、向右伸出，高与左手齐，手心向下，两手左右分开，宽与肩同；然后右腿屈膝，上体慢慢后坐，身体重心移至右腿上，左脚尖翘起；同时两手屈肘回收至腹前，手心均向前下方；眼向前平看。

上式不停，身体重心慢慢前移，同时两手向前、向上按出，掌心向前；左腿前弓成左弓步；眼平看前方。

要点：向前按时，两手须走曲线，腕部高与肩平，两肘微屈。

第八式 右揽雀尾

上体后坐并向右转，身体重心移至右腿，左脚尖向里扣；右手向右平行画弧至左肋前，手心向上；左臂平屈于胸前，左手掌心向下与右手成抱球状；同时身体重心再移至左腿上，右脚收至左脚内侧，脚尖点地；眼看左手。

同"左揽雀尾"，只是左右相反。

第九式 单鞭

上体后坐，身体重心逐渐移至左腿上，右脚尖里扣；同时上体左转，两手（左高右低）向左弧形运转，直至左臂平举，伸于身体左侧，手心向左，右手经腹前运至左肋前，手心向后上方；眼看左手。

身体重心再逐渐移至右腿，上体右转，左脚向右脚靠拢，脚尖点地；同时右手向右上方画弧（手心由里转向外），至右侧方时变勾手，臂与肩平；左手向下经腹前向下画弧停于右肩前，手心向里；

133

眼看左手。

上体微向左转，左脚向左前侧方迈出，右脚跟后蹬，成左弓步；在身体重心向左腿的同时，左掌随上体继续左转，慢慢翻转向前推出，手心向前，手指与眼齐平，臂微屈；眼看左手。

要点：上体保持正直，松腰。完成式时，右肘稍下垂，左肘与左膝上下相对，两肩下沉。左手向外翻掌前推时，要随转体边翻边推出，不要翻掌太快或最后突然翻掌。全部过渡动作，上下要协调一致。如面向南起势，单鞭的方向（左脚尖）应向东偏北（大约15°）。

第十式 云手

身体重心移至右腿，身体渐向右转，左脚尖里扣；左手经腹前向右上画弧至右肩前，手心斜向后，同时右手变掌，手心向右前；眼看左手。

上体慢慢左转，身体重心随之逐渐左移；左手由面前向左侧运转，手心渐渐转向左方；右手由右下经腹前向左上画弧至左肩膀前，手心斜向后；同时左脚靠近右脚，成小开立步（两脚距离10~20cm）；眼看右手。

上体再向右转，同时左手经腹前画弧至右肩前，手心斜面向后；右手右侧运转，手心翻转向右；随之左腿向左横跨一步；眼看左手。

左右各一。

要点：身体转动要以腰脊为轴，松腰、松胯，不可忽高忽低。两臂随腰的转动而运转，要自然圆活，速度要缓慢均匀。下肢移动时，身体重心要稳定，两脚掌先着地再踏实，脚尖向前。眼的视线随左右手而移动。第三个"云手"的右脚最后跟步时，脚尖微向里扣，便于接"单鞭"动作。

第十一式　单鞭

上体向右转，右手随之向右运转，至右侧方时变成勾手；左手经腹前向右上画弧至右肩前，手心向内；身体重心落在右腿上，左脚尖点地；眼看左手。

上体微向左转，左脚向左前侧方迈出，右脚跟后蹬，成左弓步；在身体重心移向左腿的同时，上体继续左转，左掌慢慢翻转向前推出，成"单鞭"式。

第十二式　高探马

右脚跟进半步，身体重心逐渐后移至右腿上；右手变掌，两手心翻转向上，两肘微屈；同时身体微向右转，左脚跟渐渐离地；眼看左前方。

上体微向左转，面向前方；右掌经右耳旁向前推出，手心向前，手指与眼同高；左手收至左侧腰前，手心向上；同时左脚微向前移，脚尖点地，成左虚步；眼看右手。

要点：上体自然正直，双肩要下沉，右肘微下垂。跟步移换重心时，身体不要有起伏。

第十三式　右蹬脚

左手手心向上，前伸至右腕背面，两手相互交叉，随即向两侧分开并向下画弧，手心斜向下；同时左脚提起向左前侧方进步（脚尖略外撇）；身体重心前移，右腿自然蹬直，成左弓步；眼看前方。

两手由外圈向里圈画弧，两手交叉合抱于胸前，右手在外，手心均向后；同时右脚向左脚靠拢，脚尖点地；眼平视右前方。

两臂左右画弧分开平举，肘部微屈，手心均向外；同时右腿屈膝担起，右脚向右前方慢慢蹬出；眼看右手。

要点：身体要稳定，不可前俯后仰。两手分开时，腕部与肩齐平。蹬脚时，左腿微屈，右脚尖回勾，劲使在脚跟。分手和蹬脚须协调一致。右臂和右腿上下相对。如面向南起势，蹬脚方向应为正东偏南（约30°）。

第十四式　双峰贯耳

右腿收回，屈膝平举，左手由后向上、向前下落至体前，两手心均翻转向上，两手同时向下画弧分落于右膝两侧；眼看前方。

右脚向右前方落下，身体重心渐渐前移，成右弓步，面向右前方；同时两手下落，慢慢变拳，分别从两侧向上、向前画弧至面前，成钳状，两拳相对，高与耳齐，拳眼都斜向下（两拳中间距离10~20cm）；眼看右拳。

要点：完成式时，头颈正直，松腰松胯，两拳松握，沉肩垂肘，两臂均保持弧形。双峰贯耳式的弓步和身体方向与右蹬脚方向相同。弓步的两脚跟横向距离同"揽雀尾"式。

第十五式　转身左蹬脚

左腿屈膝后坐，身体重心移至左腿，上体左转，右脚尖里扣；同时两拳变掌，由上向左右画弧分开平举，手心向前；眼看左手。

身体重心再移至右腿，左脚收到右脚内侧，脚尖点地；同时两手由外圈向里圈画弧合抱于胸前，左手在外，手心均向后；眼平视左方。

两臂左右画弧分开平举，肘部微屈，手心均向外；同时左腿屈膝提起，左脚向左前方慢慢蹬出；眼看左手。

要点：与左蹬脚式相同，只是左右相反。左蹬脚方向与右蹬脚成 180°，即正西偏北（约 30°）。

第十六式　左下势独立

左腿收回平屈，上体右转；右掌变成勾手，左掌向上、向右画弧下落，落于右肩前，掌心斜向后；眼看右手。

右腿慢慢屈膝下蹲，左腿由里向左侧（偏后）伸出，成左仆步；左掌下落（掌心向外），向左下顺左腿内侧向前穿出；眼看左手。

要点：右腿全蹲时，上体不可过于前倾。左腿伸直，左脚尖须向里扣，两脚脚掌全部着地。左脚尖与右脚跟踏在中轴线上。

身体重心前移，左脚跟为轴，脚尖尽量向外撇，左脚前弓，右腿后蹬，右脚尖里扣，上体微向左转并向前起身；同时左臂继续向前伸出（立掌），掌心向右，右勾手下落，勾尖向后；眼看左手。

右腿慢慢提起平屈，成左独立势；同时右手变掌，并由后下方顺右腿外侧向前弧形摆出，屈臂立于右腿上方，肘与膝相对，手心向左；左手立于左胯旁，手心向下，指尖向前；眼看右手。

要点：上体要正直，独立的腿要微屈，由腿提起时脚尖自然下垂。

第十七式　右下势独立

右脚下落于左脚前，脚掌着地；然后左脚前掌为轴，脚跟转动，身体随之左转，同时左手向后平举变成勾手，右掌随着转体向左侧画弧，立于左肩前，掌心斜向后，眼看左手。

后同"左下势独立"，只是左右相反。

要点：右脚尖触地后必须稍微提起，然后再向下仆腿，其他均与"左下独立势"相同，只是左右相反。

第十八式　左右穿梭

身体微向左转，左脚向前落地，脚尖外撇，右脚跟离地，两腿屈膝成半坐盘式；同时两手在左胸前成抱球状（左上右下）；然后右脚收到左脚的内侧，脚尖点地；眼看左前臂。

身体右转，右脚向右前方迈出，屈膝弓腿，成右弓步；同时右手由面前向上举并翻掌停在右额前，手心斜向上；左手先向左下再经体前向前推出，高与鼻尖平，手心向前；眼看左手。

身体重心略向后移，右脚尖稍向外撇，随即身体重心再移至右腿，左脚跟进，停于右脚内侧，脚尖点地；同时两手在右胸前成抱球状（右上左下）；眼看左前臂。

左右各一次。

要点：完成姿势后面向斜前方（如面向南起势，左右穿梭方向分别为正偏北和正偏南，均约30°）。手推出后，上体不可前俯。手向上举时，防止引肩上耸。一手上举一手前推要与弓腿松腰上下协调一致。做弓步时，两脚跟的距离同搂膝拗步式，保持在30cm

左右。

第十九式 海底针

右脚向前跟进半步，身体重心移至右腿，左脚稍向前移，脚尖点地，成左虚步；同时身体稍向右转，右手下落经体前向后、向上提抽至肩上耳旁，再随身体左转，由右耳旁斜向前下方插出，掌心向左，指尖斜向下；与此同时，左手向前、向下画弧落于左胯旁，手心向下，指尖向前；眼看前下方。

要点：身体要先向左转，再向左转。完成姿势，面向正西。上体不可太前倾。避免低头和臀部外凸。左腿要微屈。

第二十式 闪通臂

上体稍向右转，左脚向前迈出，屈膝弓腿成左弓步；同时右手由体前上提，屈臂上举，停于右额前上方，掌心翻转斜向上，拇指朝下；左手上起经胸前向前推出，高与鼻尖平，手心向前；眼看左手。

要点：完成姿势上体自然正直，松腰、松胯；左臂不要完全伸直，背部肌肉要伸展开。推掌、举掌和弓腿动作要协调一致。弓步时，两脚跟横向距离同"揽雀尾"式（不超过10cm）。

第二十一式 转身搬拦捶

上体后坐，身体重心移至右腿上，左脚尖里扣，身体向后转，然后身体重心再移至左腿上；与此同时，右手随着转体向右、向下（变拳）经腹前画弧至左肋旁，拳心向下；左掌上举于头前，掌心斜向上；眼看前方。

向右转体，右拳经胸前向前翻转撇出，拳心向上；左手落于胯旁，掌心向下，指尖向前；同时右脚收回后（不要停顿或脚尖点地）即向前迈出，脚尖外撇；眼看右拳。

身体重心移至右腿上，左脚向前迈一步；左手上起经左侧向前上画弧拦出，掌心向前下方；同时右拳向右画弧收到右腰旁，拳心向上；眼看左手。

左腿前弓成左弓步，同时右拳向前打出，拳眼向上，高与胸平，左手附于右前臂内侧；眼看右拳。

要点：右拳不要握得太紧。右拳回收时，前臂要慢慢内旋画弧，然后再外旋停于右腰旁，拳心向上。向前打拳时，右肩随拳略向前伸，沉肩垂肘，右臂要微屈。弓步时，两脚横向距离同"揽雀尾"式。

第二十二式　如封似闭

左手由右腕下向前伸出，右拳变掌，两手手心逐渐翻转向上并慢慢分开回收；同时身体后坐，左脚尖翘起，身体重心移至右腿；眼看前方。

两手在胸前翻掌，向下经腹前再向上、向前推出，腕部与肩平，手心向前；同时左腿前弓成左弓步；眼看前方。

要点：身体后坐时，避免后仰，臀部不可凸出。两臂随身体回收时，肩、肘部略松，不要直着抽回。两手推出宽度不要超过两肩。

第二十三式　十字手

屈膝后坐，身体重心移向左腿，左脚尖内扣，向右转体；右手随着转体动作向右平摆画弧，与左手成两臂侧平举，掌心向前，肘部微屈；同时右脚尖随着转体稍向外撇，成右侧弓步；眼看右手。

身体重心慢慢移至左腿，右脚尖向里压，随即向左收回，两脚距离与肩同宽，两腿逐渐蹬直，成开立步；同时两手向下经腹前向上画弧交叉合抱于胸前，两臂撑圆，腕高与肩平，右手在外，成十字手，手心均向后；眼看前方。

要点：两手分开和合抱时，上体不要前俯。站起后，身体自然正直，头要微向上顶，下颏稍向后收。两臂环抱时需圆满舒适，沉肩垂肘。

第二十四式　收势

两手向外翻掌，手心向下，两臂慢慢下落，停于身体两侧；眼看前方。

要点：两手左右分开下落时，要注意全身放松，同时气也徐徐下沉（呼气略加长）。呼吸平稳后，把左脚收到右脚旁，再走动休息。